1

# BACTÉRIOTHÉRAPIE INTESTINALE

## PAR INGESTION

## DE CULTURES PURES VIVANTES

# Bactériothérapie Intestinale

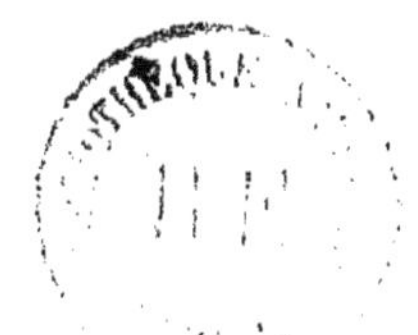

PAR

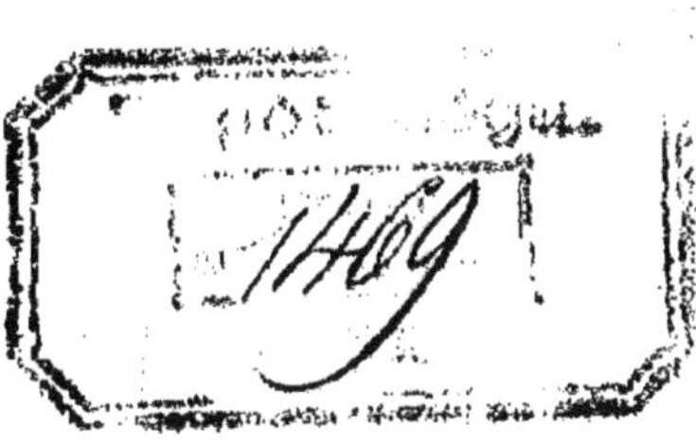

## L.-A. MILLET

Avec Photogravures hors texte

PARIS

A. MALOINE, éditeur

25-27, Rue de l'École-de-Médecine

—

1908

# AVANT-PROPOS

Les premiers, nous avons présenté au médecin des cultures pures vivantes, sur milieu végétal, d'un ferment lactique puissant, destinées à transformer favorablement la flore microbienne intestinale du malade atteint d'entérite.

Cette innovation audacieuse, basée sur de patientes études, fut couronnée de succès. Il n'en fallait pas davantage pour que de nombreux ferments « curateurs » prissent naissance à leur tour, et actuellement ces cultures microbiennes diverses sont livrées au public sans qu'aucune loi prévoyante n'ait été émise par nos gouvernants pour en assurer le contrôle.

En outre, chacun de ces produits cherche à prendre d'assaut la confiance médicale à l'aide de publications sans nombre, dans lesquelles des dissertations, parfois très savantes, sont mêlées à de grossières erreurs cliniques. Les problèmes les plus déconcertants de la chimie biologique animale y sont résolus avec une facilité humiliante pour les chercheurs scrupuleux. C'est ainsi que les hypothèses variées concernant l'action exercée par les ferments

lactiques sur le milieu intestinal et sur l'organisme
deviennent autant de certitudes indiscutables sur
lesquelles s'échafaudent ensuite les méthodes thérapeutiques suggérées au médecin. Que reste-t-il après
lecture dans l'esprit de ce dernier ? Confusion et
défiance.

Ces élucubrations médicales n'apportant au prati-
cien pas plus d'enseignement que de garantie, qu'il
nous permette, devant cet état de choses, d'user de
notre droit de priorité pour mettre au point cette
question médicale toute d'actualité.

# BACTÉRIOTHÉRAPIE INTESTINALE

## par INGESTION

## DE CULTURES PURES VIVANTES

---

## PREMIÈRE PARTIE

---



**Exposé succinct de la méthode.** Il s'agit, on le sait, de faire prendre au malade, présentant de l'infection intestinale, des cultures pures vivantes et fraiches d'un ferment lactique énergique, capable de s'implanter dans l'intestin et de se substituer aux espèces microbiennes infectieuses.

Cette désinfection étant facteur du pouvoir de fermentation lactique du microbe ingéré, on a été amené à conclure qu'il agit en produisant dans l'intestin de l'acide lactique naissant aux dépens des sucres qui s'y trouvent.

L'expérience prouve, de plus, que l'on peut favoriser cette action en modifiant le régime alimentaire du malade, ce qui signifie qu'il est utile de préparer dans l'intestin un terrain nutritif propre à la pousse du ferment lactique, impropre à celle des microbes infectieux.

Tels sont, nettement exposés, les deux termes de la question. Dès lors, qu'importe-t-il au médecin de connaître exactement ?

— La nature du microorganisme à employer, son mode d'ingestion, ses effets sur l'organisme, le mécanisme de son action thérapeutique, le régime alimentaire utile, le traitement, et enfin, les malades à traiter.

A tout cela, nous répondrons par chacun des chapitres de la première partie de notre publication, en laissant de côté l'hypothèse et en nous basant uniquement sur les faits précis, scientifiques et cliniques, que notre observation nous a permis de recueillir.

Dans la deuxième partie, nous soumettrons au médecin une série d'observations médicales destinées, non pas à mettre en valeur notre méthode, mais à montrer l'action plus ou moins efficace qu'elle exerce sur chaque forme clinique des affections intestinales.

# CHAPITRE PREMIER

# LE MICROORGANISME

Nous avons, dès le début, fait choix pour nos cultures du bacille lactique de Cohendy, encore désigné sous le nom de « bacille bulgare »; ce microbe étant le seul parmi tous les ferments lactiques que nous avons isolés des laits caillés orientaux ou indigènes, qui nous ait donné toutes les garanties scientifiques nécessaires.

Il faut, en effet, que l'espèce ingérée : 1° soit un ferment lactique puissant ; 2° qu'il s'acclimate dans l'intestin; 3° qu'il y produise une désinfection réelle et contrôlable; 4° qu'en dehors de ses qualités curatives, il n'exerce aucune action pathogène immédiate ou tardive.

L'expérience scientifique la plus rigoureuse (1) a établi que cette espèce microbienne remplissait les quatre conditions précédentes alors qu'aucune preuve expéri-

(1) Michel Cohendy — Société de Biologie — 17 février, 24 mars, 31 mars, 10 mai 1906.

mentale du même genre ne se rattache à un autre ferment lactique quel qu'il soit.

**Ses caractères bactériologiques (1).** « Ce qui constitue sa particularité essentielle, *c'est*
« *une puissance de fermentation des hydrocarbonés*
« *quatre fois plus élevée que celle de tous les ferments*
« *lactiques connus.*

« En effet, ensemencé dans du lait stérilisé à 120 de-
« grés, ce ferment produit, après dix jours d'étuve à
« 36 degrés, une acidité allant jusqu'à 18 gr. 5, dosée en
« acide sulfurique, soit 32 gr. 30 dosée en acide lactique,
« par litre de lait, alors qu'aucun autre ferment n'atteint
« 10 grammes d'acidité lactique.

« Il se présente en culture jeune dans le lait (fig. 1)
« sous la forme d'un gros bacille prenant le Gram, d'un
« aspect voisin du bacille charbonneux ; toutefois, les
« articles sont plus courts, 2 à 20 $\mu$, et il ne donne de
« spores dans aucun des milieux où je l'ai cultivé. Sur
« milieu solide les éléments se raccourcissent et forment
« des chaînes, de 2 à 10 articles, souvent sinueuses
« comme celles de l'acidophilus de Moro.

« C'est un facultatif marquant une légère préférence
« pour l'anaérobiose.

« Il est immobile.

« Sa végétation est très faible au-dessous de 35 de-
« grés ainsi qu'au-dessus de 44 degrés. De plus, sa
« vitalité n'est pas diminuée après 24 heures passées à
« 0 degré, tandis qu'il est tué par un séjour de quelques
« minutes à 63 degrés.

« Les bacilles morts dans la culture ne prennent plus
« le Gram.

(1) Tirés des publications précédentes et reconnus par nous.

« Il ne pousse pas dans le lait alcalinisé à 1 gr. 5 de
« soude pour cent. Au sixième jour, à 37 degrés, il donne
« une culture abondante dans le lait additionné de
« 6 grammes d'acide lactique par litre ; une dose plus
« élevée, 8 grammes, empêche son développement.

« Le lait ordinaire est coagulé en bloc vers la dix-hui-
« tième heure d'étuve à 37 degrés. Ce ferment n'attaque
« pas visiblement la caséine, mais semble posséder une
« lipase assez active pour saponifier les graisses du lait,
« qui prend alors un goût de suif désagréable.

« Il fait fermenter activement les sucres tels que :
« lactose, maltose, saccharose, lévulose, et surtout glu-
« cose. La présence de ces hydrocarbonés est indispen-
« sable à sa vie.

« Son action sur les amidons paraît négative ; il ne
« pousse pas sur pomme de terre sucrée.

« Sur les substances protéiques, il ne semble agir que
« très faiblement ; en effet, il n'altère ni la fibrine, ni le
« blanc d'œuf cuit et ne donne pas de culture en gélatine
« sucrée.

« Dans les milieux usuels de laboratoire, sa végéta-
« tion est très pauvre ou nulle. Pour cette raison, la
« plupart des milieux d'expérience doivent être pré-
« parés avec le sérum de lait, qui se montre favorable
« à cette culture. Ce sérum est extrait rapidement du
« lait à l'aide du procédé suivant :

« Faire bouillir le lait doucement pendant cinq mi-
« nutes ; ajouter ensuite au lait bouillant 1 cc. 5 d'HCl
« par litre ; la caséine se coagule entièrement. Quel-
« ques minutes après, séparer à l'aide d'une passoire
« la caséine et le sérum ; recueillir ce dernier, l'alcali-
« niser et ajouter : 300 grammes d'eau, 3 grammes de
« gélatine, 15 grammes de sucre de canne, pour un litre

« de sérum. Porter à l'autoclave vingt minutes à 115 de-
« grés et filtrer.

« Dans ce sérum de lait sucré, ensemencé avec une
« culture dans le lait, âgée de quarante-huit heures, on
« produit une culture, abondante au deuxième jour.
« Après quarante-huit heures d'étuve à 36 degrés les
« cultures en sérum de lait se conservent vivantes
« pendant plus d'une semaine à la température du
« laboratoire.

« La longévité de ce bacille est plus grande dans le
« même sérum peptonisé, à 1 gr. 5 pour cent de pep-
« tone Chapoteaut ou Witt ; il s'y retrouve très vivace
« vingt jours après quarante-huit heures d'étuve. Ce
« milieu paraît être, après le lait, le milieu de choix
« de cette espèce microbienne. C'est lui qui m'a servi à
« établir le milieu solide à l'aide duquel j'ai pu faire,
« en boîte de Roux, le premier isolement de ce bacille.

« Dans cette gélose il donne de petites colonies d'un
« millimètre de diamètre, blanches, en forme de lentilles
« épaisses et ombiliquées dans la zone anaérobie ; il a
« l'aspect, dans la zone aérée, de petits flocons givrés
« assez denses et très caractéristiques.

« Laissées à l'étuve à 36 degrés, les cultures sur lait
« sont tuées au neuvième jour, probablement par l'excès
« d'acidité produite par le ferment lui-même ; mises au
« laboratoire après vingt-quatre heures d'étuve, elles se
« conservent au moins trois semaines.

« Des ingestions répétées et des inoculations intra-
« péritonéales et sous-cutanées, faites chez le chien,
« le lapin, le cobaye et la souris, avec des cultures
« jeunes dans le sérum de lait non additionné de sucre,
« n'ont provoqué aucun trouble appréciable, malgré le
« degré assez élevé d'acidité qu'elles accusaient.

« *Son action sur le lait.* — L'analyse chimique des « cultures obtenues à 29 degrés donne :

## « POUR 100 GRAMMES DE LAIT

| AGE de la CULTURE en jours | CASÉINE (déduction faite des cendres) | CENDRES de la CASÉINE | AZOTE SOLUBLE | MATIÈRES GRASSES | SUCRE DISPARU calculé en hexoses | ACIDITÉ APPARUE calculée en acide lactique |
|---|---|---|---|---|---|---|
| 0 | 31,1 | 0,56 | 0,56 | 5,1 | — | — |
| 1 | 29,6 | 0,11 | 0,83 | 5,3 | 5,0 | 4,1 |
| 2 | 29,0 | 0,29 | 0,99 | 5,1 | 14,2 | 12,7 |
| 3 | 28,8 | 0,17 | 0,91 | 5,2 | 18,5 | 16,5 |
| 5 | 28,5 | 0,11 | 0,99 | 4,9 | 21,7 | 20,2 |
| 12 | 28,4 | 0,06 | 1,01 | 5,1 | 22,1 | 22,2 |
| 30 | 27,5 | 0,09 | 1,03 | 5,0 | 23,5 | 27,9 |

## « INTERPRÉTATION DES RÉSULTATS

« *Caséine.* — Cette substance, qui est entièrement « précipitée dès le second jour, diminue progressive-« ment, mais dans une faible proportion; après un mois « de culture 12 % de cette matière protéique seulement « ont disparu.

« Il est remarquable que la quantité de sels inso-« lubles entraînée par la caséine va en diminuant au fur « et à mesure des dosages (voir Cendres). Ceci peut être « dû, soit à ce que la caséine est modifiée de telle « manière par la culture que son affinité pour les sels « solubles aille en décroissant, soit à ce que la pro-« portion d'acétate de sodium, qui augmente d'un do-« sage à l'autre, agisse directement sur la solubilité « de ces sels.

(1) Tiré en partie du travail de G. Bertrand et G. Weisweiller. — Annales de l'Institut Pasteur — décembre 1906.

« *Azote soluble*. — La quantité des matières azotées
« solubles qui prennent naissance aux dépens de la ca-
« séine augmente peu à peu; elle est presque doublée
« dans les premiers jours de la culture.

« Si l'on multiplie le poids d'azote soluble apparu par
« le facteur 6,4 qui représente le rapport de la caséine
« à l'azote, on obtient un chiffre qui représente très
« sensiblement le poids de la caséine disparue. Ceci
« montre que la caséine précipitée n'a pas subi de trans-
« formation notable dans sa composition élémentaire,
« comme cela pourrait arriver à la suite de certains dé-
« doublements, qui isolent des portions de la molécule
« plus ou moins riche en azote, mais, au contraire, que le
« microbe décompose profondément la petite quantité de
« caséine à laquelle il s'attaque.

« *Matières grasses*. — Il résulte des chiffres qui
« figurent dans le tableau (colonne 5), que le poids des
« matières grasses ne subit pas de modification appré-
« ciable, ce qui exclut déjà l'idée d'une saponification
« avancée au cours de la culture. En effet, si le beurre
« était complètement saponifié, il donnerait naissance
« à des acides solubles (butyrique, caproïque, etc.), en
« même temps qu'à de la glycérine, ce qui correspon-
« drait à une diminution de 11 à 13,5 %, dans le poids
« des matières grasses.

« Mais, une saponification partielle aurait pu se pro-
« duire. Pour savoir s'il en était réellement ainsi, nous
« avons entrepris des expériences spéciales, desquelles
« il faut conclure que si le microbe saponifie les ma-
« tières grasses, comme on pourrait le croire en s'en
« rapportant simplement aux caractères organolepti-
« ques, c'est dans une proportion très minime.

« *Lactose*. — Le sucre de lait est transformé en acide
« lactique par le microbe, après avoir été dédoublé sui-
« vant l'équation bien connue, en un mélange à parties
« égales de glucose et de galactose :

$$C^{12}H^{22}O^{11} + H^2O = C^6H^{12}O^6 + C^6H^{12}O^6.$$

« La preuve de ce dédoublement est établie d'une ma-
« nière très nette par le tableau suivant :

| « Age de la culture, en jours. | Augmentation du pouvoir réducteur par hydrolyse. |
|:---:|:---:|
| — | — |
| 0 | 47,7 % |
| 1 | 34,5 % |
| 2 | 31,2 % |
| 3 | 16,8 % |
| 5 | 7,6 % |
| 12 | 4,3 % |
| 30 | 5,3 % |

« En effet, s'il n'y avait à tout moment que du lac-
« tose, l'augmentation du pouvoir réducteur, par suite
« de l'hydrolyse, resterait fixée à 43 %, comme pour
« le lait témoin. Mais elle devient de moins en moins
« appréciable ; c'est donc que le lactose a déjà subi une
« partie de l'hydrolyse sous l'influence du microbe.
« En somme, le microbe produit de la lactase ; sous
« ce rapport il se rapproche de certains microor-
« ganismes, en particulier de la levure du Képhir.
« Cette lactase est sans doute fixée dans le corps du
« microbe ; en tout cas, on n'en peut trouver dans le
« milieu de culture filtré à travers une bougie de por-
« celaine.

« *L'acide lactique*. — La presque totalité du lactose
« qui disparait est transformée en acide lactique.

« Nous avons déterminé la nature de cet acide lactique
« par l'étude du sel de zinc qu'il produit : « Celui-ci,
« soumis à la cristallisation fractionnée, a donné deux
« portions que nous avons examinées au polarimètre et
« dans lesquelles nous avons dosé l'eau de cristallisa-
« tion et le métal combiné. Les résultats montrent que
« l'acide lactique produit par le microbe est un mélange
« d'acide gauche et d'acide droit, ce dernier étant en
« excès. »

Une faible part, 3 %, de l'acidité totale est représentée
par de l'acide succinique. Cet acide n'avait pas été
jusque-là signalé dans les fermentations lactiques.

RECHERCHE DES MATIÈRES VOLATILES

Au cours de la fermentation, il n'y a production ni
d'alcool, ni d'acétone. En outre, on trouve 0 gr. 53 d'acide
acétique par litre de lait, ainsi qu'une petite partie
d'acide formique.

On ne rencontre pas l'acétylméthylcarbinol

$$CH^3 - CO - CHOH - CH^3,$$

signalé par Harden et Walpole dans les produits de fermentation du glucose par le Bacillus lactis aerogenes.

RÉSUMÉ

Il solubilise une petite quantité de la caséine, environ
le dixième.

Son action sur les matières grasses est encore moins
sensible; il les saponifie, mais seulement dans une
proportion très minime.

Enfin, *il hydrolyse, à l'aide d'une lactase, la presque totalité du sucre de lait;* il transforme ensuite le glucose et le galactose qui résultent de cette hydrolyse en un mélange d'acide lactique gauche et d'acide lactique droit. A côté de l'acide lactique dont la quantité atteint facilement 25 grammes par litre (1), il y a un peu d'acide succinique, environ un demi-gramme par litre, à peu près autant d'acide acétique, et, probablement, enfin, de très petites quantités d'acide formique. Ce microbe est le *premier ferment lactique vrai* qui produise de l'acide succinique; il donne aussi le premier exemple d'un ferment lactique qui dédouble visiblement le lactose avant de le transformer en acide.

(1) Il atteint jusqu'à 32 grammes dans les cultures à 36 degrés. (Voir ses caractères bactériologiques.)

# CHAPITRE II

## SON MODE D'INGESTION

Les cultures de bacille lactique se prennent en *cultures liquides* et en *cultures sèches*.

Pour être actives, elles doivent être très abondantes et très puissantes.

*Cultures liquides.* — Le malade prend, en un jour, environ 250 centimètres cubes de culture liquide.

Cette dose contient en moyenne :

Nombre de microbes ingérés,

0 gr. 768 de bacilles (pesés après avoir été lavés, essorés et non desséchés), soit 140.000.000.000 de bacilles.

Tous ces bacilles sont vivants.

Le milieu de culture,

Il s'agit donc, on le voit, d'une culture extrêmement riche poussée *dans un milieu entièrement végétal.* On verra plus loin, dans le chapitre « Le régime alimentaire utile », qu'il est parfois de la plus grande importance de ne donner au malade aucune matière azotée d'origine animale.

Sa composition chimique.

Ce liquide de culture est tiré du produit de la saccharification de l'orge germé. Sa densité, avant l'ensemencement, est de 1043 à 15 degrés. Il est stérilisé de telle manière qu'il n'est porté à aucun moment au-dessus de 110 degrés. Pour cette raison les albumines précipitées sont peu abondantes et la caramélisation est presque nulle.

A l'analyse, il donne des traces de dextrine, une faible dose de maltose, une forte proportion de glucose; à côté de ces hydrocarbonés on trouve des matières albuminoïdes en quantité très suffisante pour permettre au bacille d'édifier ses cellules, des sels variés, entre autres des phosphates et du chlorure de sodium.

**Ses produits de culture.** Un litre de culture à 36 degrés donne 2 gr. 8 d'acidité totale, dans laquelle l'acide lactique compte pour 2 gr. 6.

**Son innocuité.** A aucun moment de la végétation microbienne, on ne trouve de produits toxiques dans le liquide de culture. Des injections intra-veineuses répétées, à la dose de 1 à 5 centimètres cubes, n'ont amené absolument aucun trouble immédiat ou tardif, si ce n'est de la polyurie chez des lapins.

**L'entraînement du bacille lactique.** La race du bacille lactique qui nous sert est régénérée tous les six ou huit mois à l'aide de croisements, si l'on peut employer ce terme, avec des bacilles de même espèce isolés de laits caillés importés fraîchement de Constantinople.

Cette race possède toujours ainsi son maximum de vigueur.

Elle est, de plus, constamment entraînée, en vue de la vie intestinale à laquelle elle est destinée; c'est-à-dire que nous développons en elle, à l'excès, ses aptitudes pour l'anaérobiose, d'une part; son pouvoir hydrolysant du glucose, d'autre part. La température à laquelle elle est maintenue est invariablement fixée à 37 degrés, celle du corps humain.



En tenant compte de facteurs divers, nous sommes arrivés à doubler la période pendant laquelle nos cultures liquides peuvent être conservées vivantes. Placées entre 10 et 20 degrés elles restent très vigoureuses pendant 25 jours et sont encore vivantes 1 à 3 semaines après cette période. Maintenues au-dessus de 25 degrés elles s'affaiblissent dès le vingtième jour.

*Cultures sèches.* — Une dose journalière de cultures sèches contient en moyenne :



2 grammes 77 de bacilles (pesés après avoir été lavés, essorés et non desséchés), soit : 499.200.000.000 de bacilles.

Tous ces bacilles sont des bacilles vivants ainsi que dans les cultures liquides.

Étudiées pendant plus d'un an dans notre laboratoire et cliniquement avant d'être présentées au corps médical, ces cultures sèches répondent absolument à tous les besoins de la thérapeutique des maladies de l'intestin par ingestion microbienne.

Bien que desséchées, elles conservent toute leur vigueur à l'état latent ; ce qui veut dire qu'elles recouvrent intégralement leurs propriétés biologiques dès qu'elles sont en présence de l'humidité et de la chaleur nécessaires à la reprise de leur vie active.

*Elles sont bactériologiquement pures, ce que tout bactériologiste peut vérifier par ensemencement dans des tubes de lait stérilisé.*

A ce sujet nous pouvons affirmer au médecin que la forme sous laquelle nous présentons ces cultures

sèches pures est la seule donnant les garanties nécessaires, ainsi qu'il est facile de s'en assurer.

**Le milieu de culture.** Comme précédemment *le milieu de culture est exclusivement végétal*, car les cultures sèches proviennent des
cultures liquides auxquelles on fait subir diverses ma-
nipulations qui n'altèrent à aucun moment la cellule
microbienne.

**Exclusion des déchets de culture.** Les bacilles, seuls, sont extraits du milieu de culture
dans lequel *on abandonne tous les excreta de la végéta-
tion bactérienne*. Connaissant par expérience la nécessité absolue d'agir avec de très fortes doses microbiennes, et n'étant plus retenus par la quantité de liquide à faire prendre au malade, nous avons voulu que
**Fortes doses journalières.** *chaque dose journalière de cultures sèches corres-
pondît à près d'un litre de cultures liquides*, ce qui
fait bien les 2 grammes 77 de bacilles purs indiqués
plus haut.

**Conservation.** Ces bacilles, extraits du liquide de culture, ne peuvent
se conserver vivants qu'à la condition d'être englobés
par certaines substances protectrices, qui entrent pour
17 grammes 23 dans les 20 grammes de poudre correspondant à chaque prise journalière. Ces substances sup-
plémentaires, stérilisées préalablement, sont uniquement
d'orgine végétale.

*Les cultures sèches ainsi préparées se conservent au
moins six mois à la température ordinaire.*

*Maintenues à 36 degrés, elles conservent toute leur
vigueur au bout de quatre mois.* Il est essentiel toutefois que les tubes de cultures contenant les prises journalières ne soient ouverts que le jour où ils doivent
être utilisés.

En toute occasion, elles peuvent se substituer aux cultures liquides. *Elles sont toutefois d'un effet thérapeutique moins immédiat.*



Leur longue conservation et leur résistance aux températures tropicales permettent de les faire parvenir vivantes aux malades de tous pays. On conçoit aisément de quelle utilité elles peuvent être dans nos colonies d'Extrême-Orient quand nous aurons dit que les cultures lactiques ont une action curative marquée sur les lésions provenant d'entérite bacillaire ou amibienne, et qu'elles sont la meilleure base de l'hygiène préventive dans toute contrée où les affections intestinales sont à l'état endémique.

# CHAPITRE III

# SES EFFETS SUR L'ORGANISME

Le bacille lactique désinfecte l'intestin et en régularise les fonctions.

Son action, comme on le verra plus loin, n'est comparable à celle d'aucun agent thérapeutique. Il est efficace là où les désinfectants chimiques, lavages et régimes alimentaires ont échoué.

**Les fèces.** Normalement, pendant les premiers jours du traitement sur lequel nous reviendrons, les ingestions microbiennes provoquent chez le malade de légers malaises, des gaz, quelques diarrhées malodorantes, alcalines pour la plupart.

Ensuite, les garde-robes prennent une forme de plus en plus normale; l'odeur d'infection diminue. En peu de jours les selles deviennent journalières et ont le plus souvent un aspect caractéristique : d'une émission facile, leur réaction est légèrement acide, elles deviennent jaune clair, malgré un fonctionnement hépatique parfait, elles sont formées de petites masses arrondies qui, assemblées les unes avec les autres, constituent un boudin fécal unique, de consistance assez ferme.

**Les urines.** Du troisième au huitième jour, elles accusent la disparition de l'intoxication intestinale. Le volume des urines est augmenté de près d'un tiers. Dans tous les cas, le phénol, l'indol et le scatol ont disparu.

Chez des malades soumis à un régime alimentaire uniforme on constate une diminution de 60 % du coefficient d'infection de Baumann (éthers sulfo-conjugués).

Les phosphates, l'urée, l'acide urique sont faiblement modifiés.

**Acidité générale.** L'acidité urinaire, ainsi que le coefficient R de Joulie restent les mêmes.

**Suc gastrique.** L'analyse gastrique, d'après la méthode de Hayem et Winter, ne donne aucun changement des divers éléments dosés : chlorhydrie, chlore organique, acidité totale, etc., après quinze jours de traitement.

**Le sang.** Les ingestions de bacille lactique semblent n'avoir aucune action sur la fonction hématopoiétique, ni sur les éléments constitutifs du sang. Toutefois, nous avons remarqué à deux reprises, du huitième au douzième jour de traitement, une légère leucocytose.

**État général.** Du troisième au huitième jour, disparaissent tous les phénomènes habituels de l'auto-intoxication. Ils sont suffisamment connus, pour qu'il nous paraisse inutile de les retracer ici.

Nous insisterons cependant sur un fait très particulier, ayant une répercussion favorable sur l'esprit du malade en traitement. Il arrive fréquemment que le teint du sujet, malade ou non, soumis aux ingestions de bacille lactique, « s'éclaircit » nettement dès le cinquième ou sixième jour ; ce qui peut être considéré, à juste titre, comme un signe extérieur de désinfection intestinale, lié à un bon fonctionnement hépatique.

# CHAPITRE IV

# LE MÉCANISME
# DE SON ACTION THÉRAPEUTIQUE

Il est à remarquer que l'action thérapeutique de la culture lactique n'est comparable à celle d'aucun des agents utilisés jusqu'alors. Elle est basée sur des connaissances anciennes en même temps que sur des données biologiques expérimentales nouvellement acquises à la science.

Nous allons résumer ici les unes et les autres, tout en nous étendant principalement sur les causes de l'infection intestinale que nous avons à combattre.

**L'infection intestinale.** Dans notre intestin, même normal, se produisent des putréfactions plus ou moins accusées qui ont leur répercussion néfaste sur tout l'organisme. Ces putréfactions ne sont pas hypothétiques, elles sont certaines, ainsi que le démontrent, non seulement l'examen des urines, mais encore l'analyse des selles. On trouve, dans celles-ci, tous les corps produits par la désagrégation ultime des matières albuminoïdes telles que : ammoniaque, amides, acides amidés, diamides, diverses amines, xanthine, leucine, phénol, indol, scatol.

L'ensemble de ces produits joints aux sécrétions organiques, aux débris alimentaires plus ou moins digérés tels qu'amidon, cellulose, graisses, **peptones,** etc., forme les fèces elles-mêmes.

Il est tout naturel, d'après cela, qu'elles soient toxiques, ainsi que le démontrent surabondamment les expériences de Bouchard.

Comment se
produisent les
putréfactions
intestinales.

Ces putréfactions, on le sait, sont le fait de microbes.

Il est donc de première nécessité de savoi. dans quelles conditions physiques et chimiques vivent ces microbes, pour leur rendre la vie impossible, en modifiant ces conditions, et supprimer du même coup l'infection intestinale. Quelles sont donc les conditions vitales des microbes de la putréfaction ?

1° *Ces microbes vivent dans un milieu privé d'oxygène,* ils sont anaérobies.

L'expérience *in vitro* établit, en effet, que, seules, de semblables espèces décomposent ainsi les albuminoïdes. — Le côlon, siège de ces fermentations anormales, est tout à fait privé d'oxygène.

2° *Leur travail ne peut s'effectuer qu'en milieu alcalin.*

Bienstock, Tissier et Martelly ont montré que la putréfaction des viandes est enrayée totalement par un certain degré d'acidité. — La réaction des selles pathologiques et même des selles normales est alcaline.

3° Comme à la plupart des bactéries, *il leur faut de la chaleur.* — Le contenu intestinal est normalement à une température de 37 à 39 degrés.

4° L'*humidité* est indispensable à leur végétation.— Elle existe d'une façon constante dans l'intestin.

5° *Ils ne peuvent vivre sans matières albuminoïdes.* L'intestin reçoit toujours une certaine quantité de matières azotées, soit par l'alimentation, soit par les déchets épithéliaux du tube digestif, soit par ses sécrétions.

L'expérience montre chacun de ces facteurs : anaérobiose, alcalinité, chaleur, humidité, présence de matières azotées, comme étant indispensable à la vie des bactéries putréfiantes.

En outre, il est avéré que ces cinq facteurs se trouvent réunis à l'intérieur du gros intestin.

*Comment les détruire.* Un de ces facteurs est-il destructible dans l'intestin même? et peut-il l'être sans inconvénient pour la fonction digestive et la santé générale ? Passons chacun d'eu. en revue :

La chaleur intestinale est celle de l'organisme tout entier, on ne peut la modifier.

Le degré d'humidité est fonction de la sécrétion glandulaire. Or, la digestion et la marche du bol alimentaire, à travers le gros intestin, sont impossibles sans elle.

Peut-on supprimer l'anaérobiose? On sait, de façon certaine, que le côlon contient de l'azote, de l'H et H sulfuré, du gaz ammoniaque, de l'acide carbonique et des traces d'autres gaz : il est totalement privé d'oxygène, ce qui s'explique par la présence, dans l'estomac, d'innombrables microbes avides d'oxygène et par le fait que tous les actes cellulaires de nutrition des tissus des organes digestifs sont des actes réducteurs.

Il semble bien cependant que la présence de l'oxygène à l'intérieur du tube gastro-intestinal ne serait nullement une gêne à l'action des diastases digestives.

L'oxygénation du gros intestin pouvait donc être tentée. On eut recours, dans ce but, à l'emploi de différents corps chimiques qui, étant ingérés, pouvaient, théoriquement produire, dans l'intestin seulement, de l'oxygène à l'état naissant ; d'autres « oxydes » furent enrobés dans des pilules kératinisées : leur enveloppe, dissociée seulement par les sucs intestinaux, devait leur permettre d'atteindre ce but.

Les résultats pratiques furent peu sensibles et en tout cas d'une durée très limitée.

Peut-on éviter l'apport de matières azotées dans le bol fécal ? oui, en partie ; en totalité, non.

Donc, voici un des cinq facteurs précédents qui, s'il ne peut être supprimé, est tout au moins modifiable. Aussi les résultats obtenus sur la putréfaction, grâce à cette modification, sont-ils appréciables. Ils ont même une valeur suffisante pour mériter de fixer particulièrement notre attention ; nous y reviendrons au chapitre concernant « le régime alimentaire utile ».

Reste l'alcalinité du milieu intestinal.

**En acidifiant le milieu intestinal.**

Celle-ci peut être supprimée par ingestion d'une culture microbienne lactique. Il suffit pour cela, avons-nous dit, que le microorganisme choisi soit doué d'un grand pouvoir de fermentation lactique, et qu'il puisse s'implanter d'une façon durable dans l'intestin jusqu'à faire partie intégrante de la flore intestinale. Tel est le bacille dont nous nous servons. Il n'est cause d'aucun trouble des fonctions digestives ni de la santé générale. Grâce à lui se réalise la désinfection de l'intestin.

Le mécanisme de son action thérapeutique est donc lié à la propriété qu'il possède de détruire l'alcalinité du milieu intestinal. Comment arrive-t-il à ce résultat ?

**Microbes acidifiants.**

Ingéré sous forme de cultures abondantes, il traverse l'estomac sans être aucunement éprouvé par l'acidité gastrique, normalement bien inférieure à celle qu'il peut supporter. Il passe ensuite dans l'iléon. Étant anaérobie facultatif, il n'est pas gêné par la présence de l'oxygène contenu dans la cavité gastrique et dans la partie supérieure de l'intestin grêle. Dans sa migration jusqu'au gros intestin, il ne rencontre que la très faible alcalinité du suc entérique. Arrivé vigoureux dans le côlon, où il s'arrête avec le bol alimentaire, il trouve là les hydrocarbonés qui vont lui permettre de vivre et de se multiplier tout en produisant de l'acide lactique naissant, destiné à transformer le milieu alcalin en un milieu acide.

**Modification de la flore intestinale.** Mais, dans le même temps, il doit saturer les produits assez fortement alcalins que les microbes protéolytiques font naître en désagrégeant les substances albuminoïdes.

Pour que l'acidification se produise, il faut que le régime alimentaire lui vienne en aide, comme nous le verrons plus loin, et alors, au deuxième ou troisième jour des ingestions, il a suffisamment acidifié le contenu intestinal pour arrêter net la prolifération des microbes putréfiants. Si les ingestions de cultures apportent régulièrement, pendant quelques jours encore, leur contingent de nouveaux bacilles, l'implantation de la flore lactique ne tarde pas à devenir complète.

**Implantation du bacille lactique.** Les bacilles lactiques font désormais partie intégrante de la flore intestinale. Les cultures prises journellement ne sont plus indispensables et, pourvu qu'une quantité suffisante d'hydrocarbonés leur soit constamment distribuée, on peut être assuré qu'elles continueront à remplir leur rôle de désinfectant de l'intestin pendant plusieurs jours et même plusieurs semaines. Toutefois, certaines perturbations d'origine alimentaire ou produites dans le milieu intestinal par les réactions d'un système nerveux hypersensible, peuvent mettre fin à cette implantation et provoquer une réinfection.

**Recherche du bacille lactique dans les selles.** Pour cette raison, il est utile de s'assurer assez fréquemment, en cours de traitement, de la présence du bacille lactique dans les selles. Dans ce but, il faut avoir recours au procédé indiqué dans les publications que nous avons indiquées en tête de notre premier chapitre.

On ensemence avec les selles à examiner des tubes de lait tournesolé additionné de 3 gr. 5 0/0 d'acide lactique. Ces laits sont préalablement stérilisés. Mis à l'étuve à 36 degrés, ils donnent, au bout de quarante-huit heures, une culture abondante du bacille lactique facile à reconnaître au milieu des diplocoques, levures et moisissures qui seuls peuvent pousser concurremment.

Cette désinfection, résultant de l'installation du microorganisme qui nous occupe, dans l'intestin, ne laisse aucun doute dans l'esprit d'un observateur attentif. On peut toutefois la mettre en évidence à l'aide du procédé expérimental que voici :

**Épreuve de l'infection.** On établit d'abord le pouvoir putréfiant d'une selle plus ou moins pathologique en l'ensemençant dans du lait tournesolé non acidifié et stérilisé. On place à l'étuve à 36 degrés. Suivant l'abondance des microbes putréfiants et suivant leurs variétés, il se produit une désagrégation plus ou moins rapide des divers éléments constitutifs du milieu de culture. Elle se traduit par une réduction de la liqueur de tournesol; la

# TABLEAU COMPARATIF
## DES DIVERSES CULTURES THÉRAPEUTIQUES

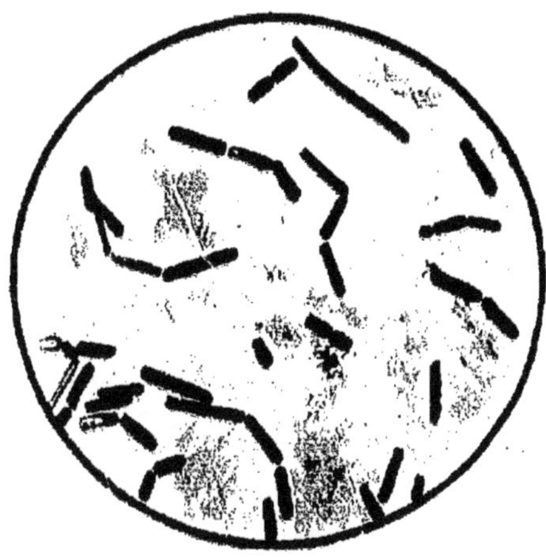

FIG. 1. — **BACILLE BULGARE (Cohendy)**
(Lait, 48 heures à 38 degrés) Gr., 1.000 D.

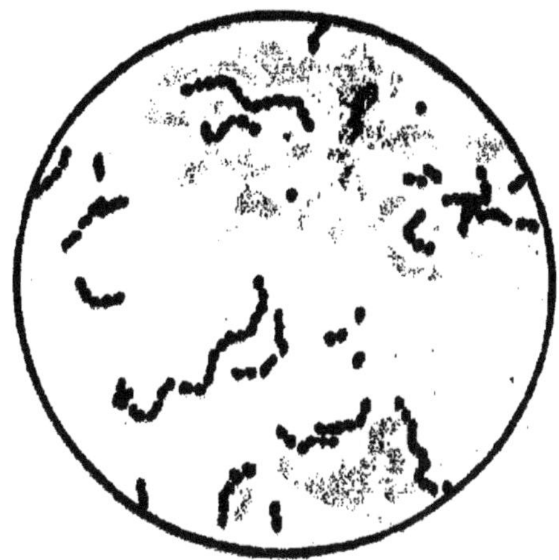

FIG. 2. — **STREPTOCOQUE LACTIQUE (X)**
(Lait, 3 jours à 38 degrés) Gr., 1.000 D.

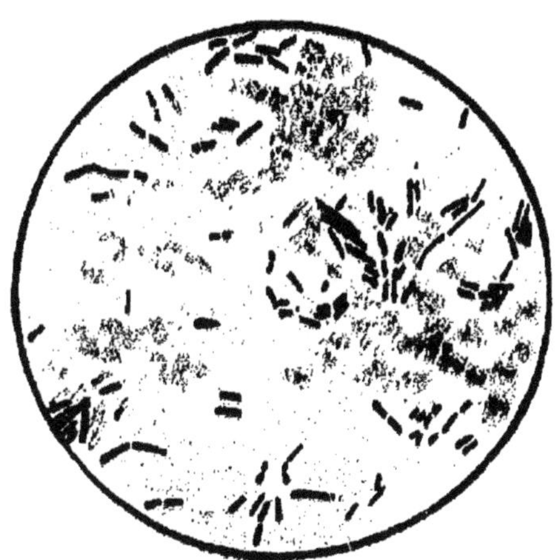

FIG. 3. — **BACILLE PARALACTIQUE (Kosaï)**
(Lait, 5 jours à 38 degrés) Gr., 1.000 D.

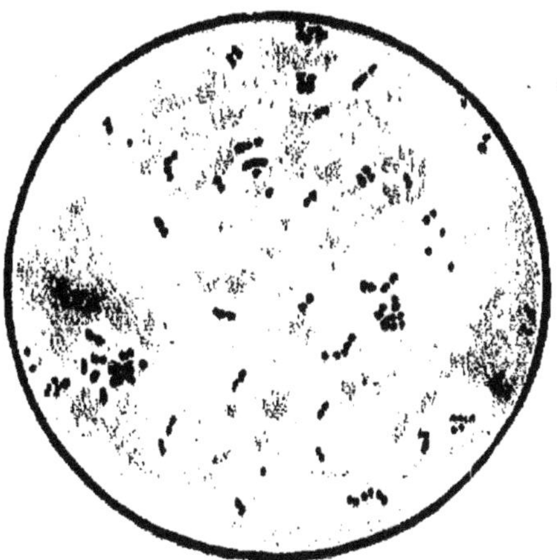

FIG. 4. — **MICROCOCCUS OVALIS (Escherich)**
(Lait, 48 heures à 38 degrés) Gr., 1.000 D.

## Échelle comparative de leur puissance de fermentation lactique
### établissant leur pouvoir thérapeutique.

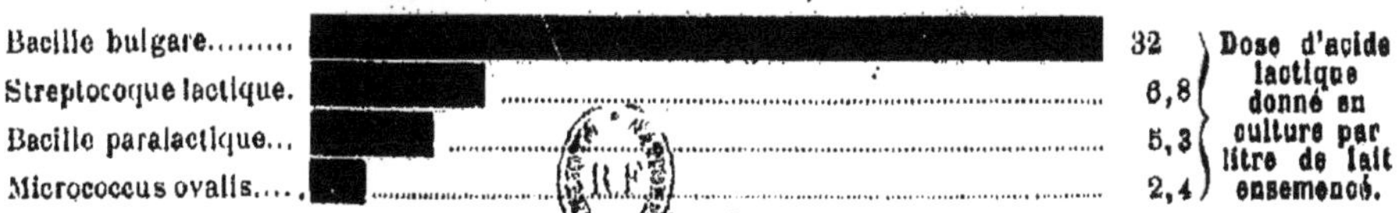

| | | |
|---|---|---|
| Bacille bulgare......... | 32 | Dose d'acide lactique donné en culture par litre de lait ensemencé. |
| Streptocoque lactique. | 6,8 | |
| Bacille paralactique... | 5,3 | |
| Micrococcus ovalis...., | 2,4 | |

FIG. 5.

# ÉPREUVE DE DÉSINFECTION INTESTINALE

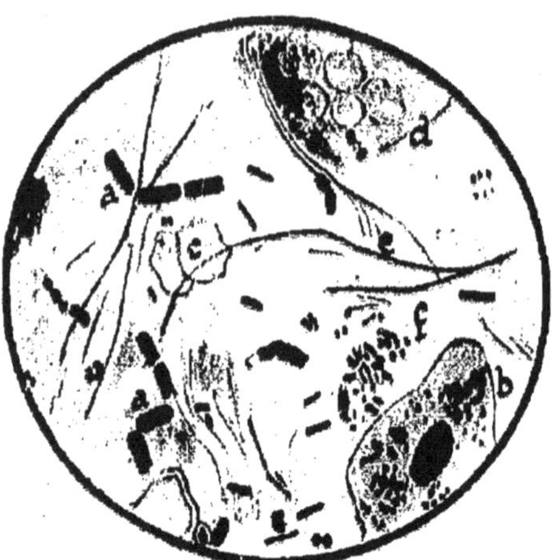

**FIG. 6. — SELLES INFECTÉES**

*(Malade atteint d'entérite aiguë.)*

*a)* Bacilles perfringens ;
*b)* Cellule épithéliale ;
*c)* Amidon digéré ;
*d)* Débris de pomme de terre
*e)* Filaments muqueux ;
*f)* Bactéries diverses.

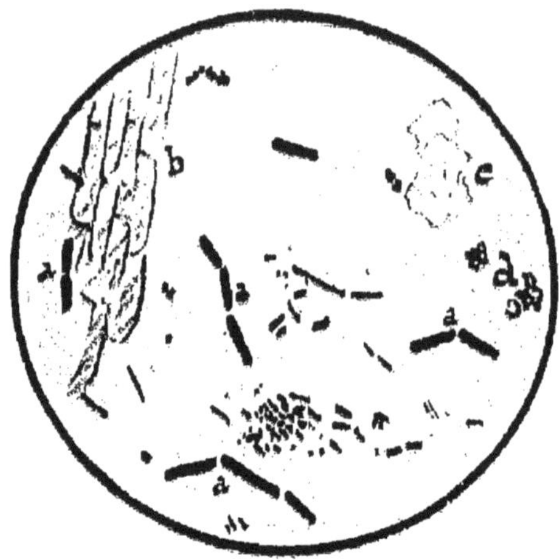

**FIG. 7. — SELLES DÉSINFECTÉES**

*(Même malade après huit jours de traitement par l'Eulactine.)*

*a)* Bactéries lactiques ;
*b)* Pain ;
*c)* Amidon digéré ;
*d)* Cellulose (légumes verts).

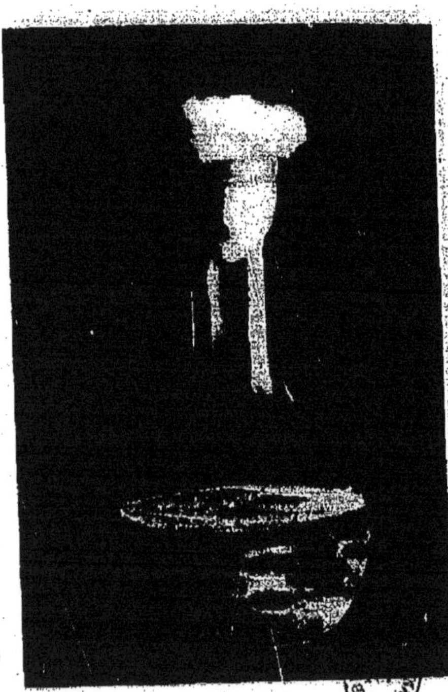

**FIG. 8. — Lait stérilé ensemencé avec les mêmes selles infectées.**

(Culture de 4 jours à 36 degrés.)

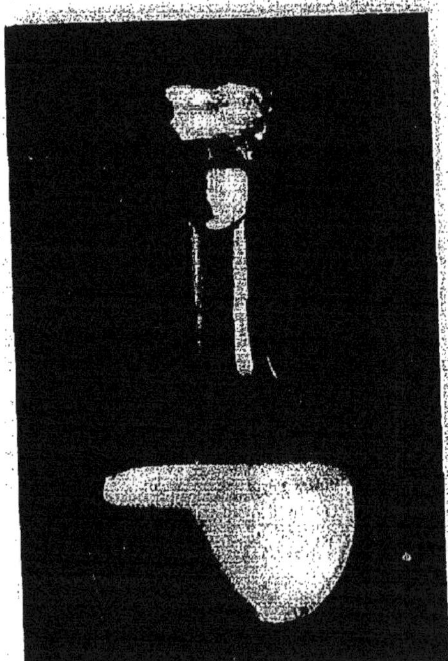

**FIG. 9. — Lait stérilé ensemencé avec les mêmes selles désinfectées.**

(Culture de 4 jours à 36 degrés.)

caséine se prend ensuite en caillots sous l'influence d'une diastase et non de l'acidité. Le milieu est en effet alcalin. L'attaque du caillot se fait sous forme de cryptes qui, de plus en plus nombreuses, finissent par le désagréger totalement. Le lait, toujours décoloré, est représenté alors par un liquide jaune, presque transparent, sur lequel surnagent quelques gouttelettes de graisse ayant échappé à la saponification ou à la formation d'acide butyrique qui marchent de pair avec la combustion totale du lactose (fig. 8).

**Épreuve de la désinfection.** Ceci fait, on commence les ingestions de culture. On recherche de nouveau le pouvoir putréfiant. Pour cela on ensemence les selles dans du lait semblable au précédent. Celui-ci dès le deuxième jour accuse une protéolyse beaucoup plus lente ; la digestion de la caséine est rarement totale. Au cinquième jour environ, l'installation du bacille étant effectuée dans l'intestin, les selles ne contiennent plus de microbes protéolytiques capables de détruire la caséine ; en tout cas les bacilles lactiques, se trouvant en grand nombre dans l'ensemencement, acidifient rapidement le lait et empêchent de s'y produire aucune culture des microbes putréfiants. Ils agissent ainsi dans le lait comme ils doivent le faire dans l'intestin (fig. 9). La culture prise en un seul caillot, entièrement rose d'abord, se décolore par le bas et ne laisse jamais exsuder qu'une très faible quantité de sérum qui reste toujours à la surface. En un mot, l'aspect de la culture est très voisin de celui que donne le bacille lactique quand on l'a ensemencé sur le lait.

**Guérison par désinfection.** Cette désinfection intestinale étant assurée, comment suffit-elle pour provoquer la guérison de certaines affections intestinales ou autres ? La réponse à cette question est dans la connaissance pathogénique de la valeur de l'infection intestinale : Cette infection, en effet, s'oppose seule au bon fonctionnement de la muqueuse intestinale.

C'est là tout ce qu'il convient de dire de l'action thérapeutique des cultures de bacilles lactiques. Ajoutons encore qu'aucun antiseptique ne leur est comparable. Les bétol, naphtol, etc., ont vécu maintenant, car l'on sait qu'ils deviennent seulement actifs à des doses nuisibles pour l'organe et l'organisme.

Cette acidité du milieu intestinal a été tentée à l'aide d'acides divers, l'acide lactique entre autres, mais les doses également utiles, trop fortes, étaient mal supportées par les malades et les effets obtenus, bien que parfois appréciables, étaient toujours éphémères.

## CHAPITRE V

# LE RÉGIME ALIMENTAIRE UTILE

Nous avons vu que le seul facteur propice à la vie des microbes pathogènes, sur lequel nous ayons de l'action, est l'alcalinité du contenu intestinal; trois des autres facteurs que nous avons passés en revue sont à peu près intangibles : ce sont l'anaérobiose, la chaleur, l'humidité.

Un quatrième, s'il ne peut être totalement écarté, est cependant modifiable, avons-nous dit. Il s'agit de la présence des matières azotées.

A première vue, il paraîtrait suffisant de ne donner au malade aucune substance albuminoïde pour empêcher dans l'intestin la culture des bactéries putréfiantes. Pratiquement, il n'en est pas ainsi. Cette suppression des albumines, dans l'alimentation, produit un abaissement appréciable de l'infection; mais celle-ci n'en persiste pas moins, pour cette raison qu'une partie des albumines du contenu intestinal provient de la desquamation du tissu épithélial des organes digestifs. On ne peut pas se rendre maître de cette dernière et il est à remarquer qu'elle est précisément très abondante dans l'affection intestinale la plus répandue : l'entérite muco-membraneuse.

*Influence du régime alimentaire.* *Employé seul, le régime alimentaire n'a qu'une action très limitée sur l'infection intestinale ; cette action est illusoire dans toute infection grave.*

Employé comme auxiliaire de l'implantation du bacille lactique dans le gros intestin, il devient un agent très efficace.

Grâce à lui, l'implantation est plus rapide, plus puissante, plus durable.

Il est donc le complément naturel du traitement par ingestion de bacilles lactiques.

Il convient d'exposer ce que doit être cette alimentation raisonnée.

**Sa définition.** Cette alimentation doit :

1° Diminuer dans la limite du possible les éléments nutritifs utiles aux bactéries putréfiantes, c'est-à-dire les matières azotées.

2° Augmenter dans la limite nécessaire les éléments nutritifs destinés aux bacilles désinfectants, c'est-à-dire les hydrocarbonés.

*Réduction de l'apport azoté.* — Il se fait en supprimant en partie ou en totalité, suivant les besoins de la cause, les aliments contenant une forte proportion d'albuminoïdes.

L'expérience montre à ce sujet que toute albumine alimentaire n'est pas susceptible de se putréfier ; c'est en particulier le cas de l'albumine contenue dans les végétaux. Celle-ci, quoique moins assimilable, possède encore une valeur nutritive des plus élevées.

On doit donc éviter dans l'alimentation toute albumine d'origine animale, et satisfaire aux besoins de l'organisme à l'aide d'albumine d'origine végétale, ce qui revient à dire qu'il faut supprimer pour le malade, chez lequel on veut agir vigoureusement, la viande, le poisson, les œufs, les laitages, le fromage. On doit également s'écarter de toute préparation pharmaceutique contenant, sous prétexte de « digestifs », des albuminoïdes peptonisés. *Il en est de même des bouillons de cultures lactiques préparés avec de la peptone. Pour cette raison, nous avons recherché et obtenu pour nos cultures un bouillon d'origine essentiellement végétale.*

Parmi les végétaux alimentaires riches en albuminoïdes, les plus digestibles sont les lentilles et les pois débarrassés de leur enveloppe et cuits très longuement; viennent ensuite les fèves, les haricots. Ils doivent remplacer les viandes et les laitages ; ils remplissent à merveille cette fonction, à la condition toutefois qu'ils soient pris en quantité plus grande à cause de leur assimilation moins parfaite.

*Augmentation de l'apport hydrocarboné.* — Tous les végétaux contiennent une forte proportion d'hydrocarbonés, sous forme d'amidon généralement. Cet amidon interverti en dextrine, maltose, puis glucose par les ferments organiques d'une part, par des microorganismes du tube digestif d'autre part, assure à lui seul l'apport d'une quantité de sucre suffisante pour la culture des bacilles lactiques implantés.

Ce qui n'empêche qu'en cas d'urgence, on peut seconder cette action en envoyant dans l'intestin de fortes doses de sucres, tels que glucose ou lactose.

Il est préférable toutefois d'avoir recours, dans le même but, à des aliments naturels tels que les fruits, si l'état du malade le permet.

Telles sont les grandes lignes du « régime alimentaire » utile ; celui-ci est essentiellement variable, on le pense bien, et doit subir de nombreuses adaptations qu'il appartient au bon sens clinique d'établir.

# CHAPITRE VI

## TRAITEMENT

Comme conclusion de l'exposé que nous venons de présenter, nous donnons ici le traitement type, essentiellement modifiable, qu'il convient d'instituer en présence de toute infection intestinale primitive ou secondaire.

### INGESTION DES CULTURES

Le bacille lactique se prend soit en cultures liquides, soit en cultures sèches.

*Cultures liquides.* — *Chaque jour, prendre 250 centimètres cubes de culture de bacille lactique (Eulactine liquide) (1) en deux fois, soit pendant le déjeuner et le dîner, soit le matin à jeun et le soir avant de s'endormir.*

A suivre jusqu'à guérison complète. (Minimum : 12 jours.)

Au cas où l'acidité du milieu de culture, quoique légère, serait une gêne pour certains dyspeptiques hyperacides, on peut, sans inconvénient pour les bacilles, saturer cette acidité à l'aide d'une très petite pincée de bicarbonate de soude.

(1) « Eulactine » est le nom sous lequel nous désignons les cultures lactiques délivrées aux malades par notre laboratoire.

*Cultures sèches*. — Prendre chaque dose journalière, c'est-à-dire le contenu d'un tube d'Eulactine sèche, en 2 fois : 1° soit le matin au réveil, et le soir avant de s'endormir, 2° soit à chacun des deux repas.

Délayer ces cultures sèches dans un verre d'eau. Elles ne sont pas solubles (1).

### RÉGIME ALIMENTAIRE

## *Infection forte.*

Suppression totale de la viande, du poisson, des œufs, du lait, du laitage.

S'alimenter avec :

Purées de pommes de terre, de lentilles, de pois, de riz, très longuement cuits.

Farines maltées.

Pâtes alimentaires sans œufs.

20 grammes de lactose dans un demi-litre d'eau, à boire dans le courant de la journée.

## *Infection moyenne.*

Très peu d'albuminoïdes d'origine animale.
Pois, lentilles, haricots, pris en forte quantité.
Légumes verts en purée.
Fruits.

### AGENTS PHYSIQUES DIVERS

Varient suivant les cas.

(1) Chaque dose journalière de cultures liquides ou sèches d'Eulactine est livrée séparément, afin d'éviter les contaminations, souvent dangereuses.

# CHAPITRE VII

## LES MALADES A TRAITER

Connaissant les effets produits sur l'organisme par les ingestions de bacilles lactiques en culture pure, on conçoit aisément quelles sont les indications de cette thérapeutique.

On ne peut mieux les résumer qu'elles ne l'ont été dans une publication des plus savantes, faite récemment sur ce sujet.

Ainsi s'exprime l'auteur :

« *Quelles maladies traiter ?*

« On peut répondre hardiment :

« Toutes les maladies intestinales infectieuses, qu'elles
« soient accompagnées de flux diarrhéique ou de stase
« fécale, de rejet de mucus ou d'expulsion de mem-
« branes. Nous exceptons cependant du nombre les
« cas de certaines tumeurs de l'intestin et les entérites
« tuberculeuses.

« Toute irrégularité de l'intestin par défaut moteur
« ou sécrétoire, en dehors de troubles primitifs médul-
« laires ou des organes annexes du tube digestif.

« Toutes les auto-intoxications brusques ou lentes,
« provenant de l'intestin sain en apparence ou manifes-

« tement morbide, dans lesquelles les helminthes n'en-
« trent pas en cause (1). »

Nous ferons remarquer en outre que dans ces diverses affections se rangent au tout premier rang les
entérites de l'enfant et surtout des nourrissons. Les
cultures étant inoffensives on peut traiter ces petits
malades avec des doses presque égales à celles de
l'adulte. Chez eux, avec ce traitement, il n'est guère de
troubles intestinaux qui persistent plus de quelques
jours.

(1) Michel Cohendy. — Thérapeutique microbienne des affections
intestinales. — Archives des Maladies de l'Appareil digestif. —
Septembre 1907.

# DEUXIÈME PARTIE

Nous ne pouvons mieux compléter la mise au point de cette question médicale « des ingestions microbiennes » qu'en mettant sous les yeux du médecin quelques-unes des plus typiques parmi les observations cliniques que nous devons à l'extrême obligeance de ses confrères.

Il est vivement à souhaiter, pour l'étude continue de ce mode de traitement, qu'il veuille bien suivre cet exemple et nous faire bénéficier à l'avenir de ses observations personnelles. Il peut être assuré par avance, qu'à moins d'autorisation particulière son nom et celui du malade seront figurés seulement par des initiales dans toute publication postérieure, ou dans toute communication faite par nous aux sociétés savantes.

# OBSERVATIONS CLINIQUES

## CONSTIPATION HABITUELLE

### 1. Constipation atonique.

M<sup>me</sup> S..., vingt-trois ans.

*Antécédents héréditaires.* — Père : vivant; bonne santé générale, sauf de fréquentes douleurs rhumatismales au genou gauche.

Mère : morte à quarante-cinq ans d'un cancer abdominal généralisé; constipée habituelle, n'avait jamais de garde-robes naturelles.

*Antécédents personnels.* — Enfance : trois changements de nourrice; trois crises de diarrhée verte, dont une très grave; constipée. — Première crise d'entérite muco-membraneuse, à l'âge de treize ans. — Anémie. — Régime des viandes crues, suivie d'une deuxième crise d'entérite très grave. — Santé satisfaisante ensuite jusqu'au mariage; toutefois la constipation est toujours très forte.

Une grossesse normale. Enfant vigoureux bien que constipé

Troubles dyspeptiques et douleurs abdominales en mai 1906 ils persistent jusqu'en juillet 1906.

*État de la malade en juillet 1906.* — État général : très constipée, ne peut aller à la selle qu'aidée par des lavements de glycérine.

Sensation de faim persistante. Une demi-heure après toute nourriture, gonflement de l'estomac, pesanteur; cauchemars, réveils subits dans la nuit avec impression de resserrement au cou.

Maux de têtes fréquents.

Très nerveuse; crise de larmes involontaires, abattements, porte très sensible de poids.

Pas réglée depuis quatre mois sans grossesse.

*Examen.* — Conjonctivite et coryza sub-aigus.

Cheveux secs et cassants. Séborrhée.

Haleine nauséeuse. Dents bonnes.

Langue chargée d'un enduit épais jaunâtre.

Salive de réaction neutre.

Estomac en poche verticale, descendu jusqu'à 4 centimètres au-dessous de l'ombilic. Clapotage trois heures après une tasse de thé et 20 grammes de pain.

Paroi abdominale faible et flasque.

Côlon transverse en V, chargé de stercores grosses comme des noix et de forme irrégulière.

Cæcum abaissé, distendu et plein, de la grosseur d'une aubergine.

Chapelet stercoral très tangible dans le côlon descendant.

Foie de grosseur normale, abaissé de deux doigts; rein droit mobile.

Souffle au premier temps.

Réflexes très atténués.

*Traitement par l'Eulactine.* — Commencé le 12 juillet (250 centimètres cubes par jour, pris en deux fois, le matin au réveil et le soir avant de se coucher, — 10 grammes de maltose dans la boisson de la journée).

Le 17 juillet, selle naturelle; la première de sa vie, d'après la malade.

— 23 — — — (douleur abdominale, de courbature).

— 25, 26, 27 — — (les fèces sont désodorisées; l'haleine est fraiche).

— 29 — — — (le teint de la malade devient clair).

— 31 — deux selles dans la même journée.

A partir du 2 août, les selles sont journalières, la malade est transformée, les règles ont repris, la nervosité a cessé, les digestions seules sont parfois pénibles. La séborrhée, la conjonctivite et le coryza ont disparu.

L'Eulactine est cessée le 15 août, reprise ensuite de huit jours en huit jours, et la malade, qui a introduit, en outre, dans son régime, depuis septembre 1906, les légumes verts et les compotes en abondance, n'a pas manqué d'avoir des garde-robes régulières jusqu'à ce jour, 23 septembre 1907.

## 2. Constipation spasmodique.

### (Dr X...)

M. le capitaine R..., trente-deux ans.

Santé robuste. Système musculaire très développé.

Fonctions digestives et intestinales assez bonnes jusqu'à son entrée à l'École de Guerre.

Après quelques mois de surmenage intellectuel, suppression presque totale et brusque des selles normales. Constipation de plus en plus opiniâtre, avec douleurs abdominales; nervosité; quelques mauvaises digestions; des insomnies fréquentes. Les urines sont tantôt très claires et abondantes, tantôt rares et foncées. Migraines très violentes. Crampes dans les mollets et à la plante du pied. Très bon appétit. Perte de poids légère.

A l'examen, l'estomac est distendu dans le sens de la largeur, principalement du côté de la grande courbure; la palpation est rendue très difficile par la contracture irréductible des droits abdominaux. Le cæcum est intangible; le côlon gauche est en corde dure et de la grosseur du doigt.

*Traitement par l'Eulactine.* — Suivi pendant un mois à la dose de 250 centimètres cubes par jour, les résultats ont été absolument négatifs.

Le malade a tiré, par contre, très grand bénéfice de la belladone, prise à très faible dose, et des douches écossaises.


# DIARRHÉE HABITUELLE

## 1. Diarrhée apyrétique (d'Europe).

M. J. C..., courtier en vins, quarante-trois ans. Taille 1m73.

*Antécédents héréditaires.* — Père : bien portant; soixante-quatorze ans. Mère : morte à trente ans, d'une affection pulmonaire indéterminée. A eu plusieurs crises de coliques hépatiques.

Un frère : quarante-six ans, obèse; est sujet fréquemment à des coliques rénales et hépatiques.

Une sœur : morte d'infection puerpérale.

Une sœur : obèse; rhumatisante, cardiaque.

*Antécédents personnels.* — Bien portant jusqu'à l'âge de vingt ans. A vingt ans, ver solitaire. — Diarrhée et douleurs abdominales, à la suite de traitements très violents, paraît-il. — Bien jusqu'à vingt-neuf ou trente ans. — A ce moment, début des diarrhées causées, d'après le malade, par la nourriture d'hôtel et les dégustations de vin obligatoires dans son métier.

Congestions hépatiques coïncidant avec les crises de diarrhée.

Ces crises se rapprochent de plus en plus jusqu'à supprimer totalement les selles moulées. Le teint du malade s'est bistré, jauni. L'embonpoint n'a fait qu'augmenter. Le malade ressent parfois de violentes douleurs abdominales localisées à la région ombilicale. Tout effort musculaire est devenu très difficile.

Tous les traitements ont échoué. Seul l'élixir parégorique, ingéré à fortes doses, ramène les selles à une ou deux par jour, au lieu de trois à six.

A la palpation, difficile à cause de la paroi adipeuse fort épaisse, on ne peut délimiter le gros intestin. L'estomac est petit, le foie gros, tout le ventre est sensible.

*Traitement par l'Eulactine.* — (250 centimètres cubes, aux repas divisés en trois repas égaux.)

Le troisième jour, les selles reviennent à une par jour.

Les quatrième, cinquième et sixième jours, les selles reviennent à deux par jour.

Le septième, constipation totale.

Ensuite, pendant quinze jours, alternance de constipation et de selles molles ne dépassant jamais deux par jour.

La régularisation des selles devient parfaite après cette période. Le malade continue l'Eulactine pendant trois mois, à la dose d'un demi-flacon de 250 centimètres cubes par jour. — Suspension du traitement pendant cinquante jours, après lesquels se produit le retour des selles molles ; reprise du traitement pendant vingt jours, selles régulières dès le deuxième jour. Les selles restent parfaites depuis un an et demi que le traitement a cessé. A chaque examen du malade, on constate que le foie a repris des dimensions normales et que la sensibilité du ventre n'existe plus. *Le teint est clair.* La vigueur musculaire recouvrée permet l'exercice au malade qui a réussi à ramener à 88 kilogrammes son poids qui atteignait 105 kilogrammes.

## 2. Diarrhée des pays chauds.

M. L.-J. Jacchia, cinquante et un ans.

*Antécédents personnels.* — Rien de particulier jusqu'à l'âge de trente-deux ans. A trente-deux ans (Buenos-Ayres), syphilis avec complications hépatiques et peut-être pancréatiques ; amaigrissement très prononcé. Otite, perte de l'ouïe à gauche ; gomme du palais. — Traitement incomplet pendant trois ans; à l'apparition de la gomme du palais, traitement sévère à l'iodure et liqueur Van Swieten. Début des diarrhées persistantes et indolores. Divers traitements donnent des résultats passagers.

Le *traitement par l'Eulactine*, continué pendant dix-huit jours et abandonné ensuite, n'a donné que des résultats douteux.

## INFECTION INTESTINALE VRAIE

### 1. Par trouble fonctionnel intestinal.

M^me M. V..., négociante en tissus, trente-six ans.

*Antécédents héréditaires.* — Mère : constipée, rhumatisante, phlébite à répétition.

Père : dyspeptique hyperchlorhydrique; neurasthénique.

*Antécédents personnels.* — Bien portante jusqu'au mariage. Deux grossesses successives, après lesquelles la paroi abdominale reste molle, en même temps que persiste une entéroptose généralisée des organes abdominaux.

*Examen de la malade.* — Le côlon se montre nettement dépourvu de tonicité. On sent aisément le peu de résistance de sa paroi qui se laisse facilement distendre par les matières accumulées au cæcum et même au côlon gauche. L'abdomen est, par moment, gonflé par les gaz d'une odeur tout à fait putride. La digestion stomacale semble parfaite; les fonctions intestinales sont journalières, bien que, probablement, incomplètes.

Cependant la malade présente, et cela sans rémission, tous les symptômes classiques de l'infection intestinale, soit : réaction positive de l'indol dans les urines, selles brunes, souvent formées de fragments agglomérés de teintes diverses et de débris d'aliments; entre les fragments, de résistance très ferme, se trouve un liquide roux, parfois mousseux; ces selles sont fortement alcalines et d'une odeur nette de viande putrifiée. Les urines sont rares et foncées, elles sentent le bouillon de viande cuite; la peau dégage une forte odeur boucanée; l'haleine est fétide, presque putride; la salive de réaction légèrement alcaline.

La malade est sujette à de fréquentes poussées d'urticaire, ou pour mieux dire à des érythèmes non prurigineux, disposés comme les taches d'urticaire. — Les maux de tête sont presque constants, surtout le matin au réveil. — La malade a de fréquentes nausées en dehors des heures de la digestion stomacale, des malaises généraux suivis de sueurs et de faiblesse de tous les membres. A cette date, s'ajoute un penchant irrésistible à la mélancolie, au besoin de solitude, des insomnies persistantes, une irritabilité et une nervosité excessives, des palpitations de cœur angoissantes. On constate, de plus, du gonflement alvéolaire à la fin de chaque journée.

L'observation clinique démontre nettement que l'on se trouve bien en présence d'une infection intestinale vraie. Celle-ci est produite par une digestion intestinale incomplète reliée à un affaiblissement de la sécrétion glandulaire et du mouvement péristaltique.

*Traitement par l'Eulactine.* — (250 centimètres cubes par jour et en deux prises, l'une avant le petit déjeuner, l'autre une heure avant le repas du soir.)

Pendant les trois premiers jours, coliques, diarrhée d'odeur infecte, faiblesse générale accentuée. — Les quatrième, cinquième, sixième, constipation absolue ; les septième et huitième, une selle jaune clair peu odorante. Quelques irrégularités fonctionnelles pendant une semaine, puis selles régulières franchement désinfectées. Disparition rapide de tous les phénomènes morbides. Toutefois la reconstitution de l'organe n'est pas encore suffisante un an après pour assurer à elle seule une désinfection continue, pour y remédier la malade est soumise à une cure d'Eulactine pendant un mois sur deux.

## 2. Par malformation de la flore intestinale.

M^me A..., rentière, quarante-huit ans. Poids 65 kilogrammes.

Sans enfant. Anémie très prononcée jusqu'à l'âge de trente ans. De trente à quarante-cinq ans, a toujours été maintenue au régime de la viande crue (deux boulettes de 100 grammes par jour) ; a fait entre temps une cure de sang frais pendant trois mois (un demi-litre par jour) ; deux poussées de furonculose ; nombreuses indigestions, érythème prurigineux chronique avec folliculite des aisselles, du pourtour inférieur des seins, de la face interne des cuisses ; 2 coliques néphrétiques.

De quarante-cinq à quarante-huit ans, les phénomènes d'infection cutanée persistent, les coliques néphrétiques ne réapparaissent pas. L'infection intestinale se présente en revanche avec tous les symptômes habituels : maux de tête, nausées fré-

quentes, indigestions avec vomissements, quelques diarrhées ;
malaise général, hypochondrie, impression de pesanteur au
creux de l'estomac : dans tout l'abdomen, tympanisme fréquent
avec gêne des mouvements du cœur, essoufflement, peau sèche,
visage terne, langue saburrale. Les fèces, rougeâtres, ont une
odeur repoussante. Les urines contiennent deux fois plus de
sulfates que l'urine normale, elles donnent également la sécrétion de l'indol. Il n'y a pas de constipation.

L'examen de la malade fait le matin à jeun ne dénote aucune
altération organique ; le cœur, l'estomac, le foie et le gros
intestin sont absolument normaux, la paroi abdominale est
solide et ferme ; seuls les réflexes sont exagérés.

*Traitement par l'Eulactine.* — Une bouteille de 250 centimètres cubes le matin, une bouteille de 250 centimètres cubes
le soir ; durée du traitement quinze jours.

Au troisième jour, l'infection a totalement cessé. La malade
se remet très vite ; aucun trouble n'est survenu par la suite,
grâce en partie à l'abandon du régime carné exclusif.


## INFECTION INTESTINALE SECONDAIRE

### 1. Par stase gastrique.

M. Jacques Monet, vingt-quatre ans, étudiant.

*Antécédents héréditaires.* — Père : accès de goutte. Mère :
bonne santé. Un frère vingt-huit ans, très bien portant.

*Antécédents personnels.* — Influenza, hiver 1903, hiver 1904.
La crise de 1904 est accompagnée de diarrhée. La crise passée,
excellente santé jusqu'en mai 1906. A la suite de travail forcé,
de veilles et de repas pris vite et à toute heure, les digestions
deviennent embarrassées ; l'estomac est gonflé fortement après
chaque repas, le visage se congestionne, le malade est oppressé ;
trois heures après, douleurs tardives de l'estomac caractéristiques de l'hyperpepsie.

A jeun l'estomac clapote, il est fortement distendu : des
lavages décèlent la présence dans cet organe d'aliments pris au
déjeuner du jour précédent. Jusqu'en septembre l'intestin n'est
pas atteint. A ce moment quelques diarrhées surviennent, les
garde-robes sont mousseuses, contiennent quelques glaires, et

dégagent une odeur caractéristique de sulfure. Elles sont jaune clair avec des fragments de matières blanchâtres.

Le ventre est peu sensible, mais le malade présente, en dehors de ces troubles gastriques qui persistent, les signes très marqués d'auto-infection intestinale. L'analyse des urines révèle une augmentation des sulfo-conjugués double de la normale (0,35) ainsi que la présence du scatol, de l'indol et d'une forte acidité.

*Traitement par l'Eulactine.* — (Marchant de pair avec les lavages d'estomac, le régime des repas secs, les massages abdominaux.)

Les trois premiers jours 250 centimètres cubes par jour d'Eulactine : douleurs tardives fortement augmentées, diarrhées infectes, proportion encore plus élevée des sulfo-conjugués.

Les jours suivants on sature l'acidité de la culture d'Eulactine à l'aide d'une pincée de bicarbonate de soude. D'où, amélioration relative de l'état intestinal au bout de douze jours. L'état gastrique est plutôt aggravé. Le malade refuse de prolonger le traitement.

Reprise des phénomènes d'infection. Un mois après reprise du traitement toujours avec bicarbonate de soude. Résultats douteux.

Trois semaines après, les digestions deviennent meilleures, l'infection cependant reste stationnaire. Reprise des cultures d'Eulactine. Amélioration presque immédiate et durable de l'infection intestinale. Les sulfo-conjugués sont de moitié au-dessous de la normale. A la rentrée des vacances en novembre 1907, le malade n'avait été repris d'aucun trouble gastrique intestinal.

## 2. Par insuffisance hépatique.

M^me Germaine R..., trente-huit ans, femme de charge.

*Antécédents héréditaires.* — Père : mort de cancer à la vessie. Mère : hémiplégique.

Une sœur âgée de vingt ans, très constipée, den·· ·ntères.·
Une fille âgée de douze ans. — Entérite r        ··      ·neuse.

*Antécédents personnels.* — Réglée à treize a·   — Leucorrhée. — Anémie forte. — Puis très bonne santé jusqu'à vingt-cinq ans. — Neurasthénie passagère. — A vingt-six ans violente crise de coliques hépatiques avec colicystite probable. —

Depuis cette époque rétention biliaire fréquente, vomissements et débâcle de bile. Coliques hépatiques presque tous les trois mois. Cure à Vichy 1902, 1904.

En 1902, début de l'infection intestinale caractérisée, augmentant avec la rétention biliaire persistant après elle. La cure de 1904 à Vichy donne de bons résultats hépatiques et intestinaux jusqu'en novembre de la même année. Ensuite retour de tous les symptômes apparemment aggravés.

*Traitement par l'Eulactine.* — Après un mois de traitement 250 centimètres cubes par jour, la malade paraît guérie. Trois mois après, juin 1905, nouvelle crise hépatique, nouvelle infection. Cure d'Eulactine pendant un mois, l'amélioration paraît certaine lorsque d'autres troubles de rétention biliaire affectent la malade sans toutefois entraîner avec eux l'auto-intoxication habituelle. La malade est perdue de vue en décembre 1905.

### 3. Par infection primaire des amygdales et des cornets.

M<sup>lle</sup> Lucienne J...., âgée de 16 ans.

*Antécédents héréditaires.* — Mère atteinte de constipation constante, hémorroïdes douloureuses, deux phlébites.

Père : rhumatisant ; très vigoureux.

Un frère âgé de 13 ans : végétations adénoïdes ; diarrhées fréquentes.

*Antécédents personnels.* — A l'âge de 6 ans, angine désignée sous le nom de faux croup. A 8 ans, infection pharyngée et buccale, caractérisée au début par une rubéfaction intense du voile du palais, des amygdales, du pharynx. La langue est comme privée de muqueuse ; elle est sèche, fendillée, très douloureuse ; l'haleine est fétide.

Le troisième jour, un examen nasal montre que l'inflammation a gagné toute la muqueuse naso-pharyngée. La température de la malade oscille entre 37°8 et 40°.

Le cinquième jour, la muqueuse des amygdales et celle des cornets se recouvrent d'un enduit purulent donnant l'aspect d'une membrane. La fièvre persiste avec une moyenne de 38°5. L'examen bactériologique montre de nombreuses formes microbiennes, parmi lesquelles prédominent des streptocoques et des bacilles minces indéterminés.

Le huitième jour, les amygdales se nettoient ; la respiration nasale persiste. Elle diminue à son tour le dixième jour.

A ce moment, la malade se plaint de brûlures correspondant à la région œsophagienne. Le lendemain (le douzième jour) se produisent les premières douleurs gastriques ; elles deviennent, dans la nuit, incessantes et très violentes. La malade présente, dès le lendemain, tous les symptômes de la gastrite aiguë : vomissements de glaires sanguinolentes mêlées à du pus.

L'état de la malade est très alarmant.

Le traitement consiste en lavages d'estomac avec de l'eau bicarbonatée sodique à 49° et bismuth ; injections de 100 cc. de sérum par jour.

L'état gastrique s'améliore dès le vingtième jour, et tout semble vouloir rentrer dans l'ordre quand, le vingt-quatrième jour, éclate brusquement une crise d'inflammation aiguë de l'intestin, avec diarrhée fétide, expulsion de mucosités purulentes, douleurs abdominales très violentes, siégeant tout d'abord au cæcum et au côlon transverse, gagnant ensuite le côlon descendant.

Le vingt-septième jour, les selles deviennent plus rares, les mucosités sont encore striées de filets de sang, les douleurs ont presque cessé et ne sont réveillées que par la palpation. Les fèces sont encore très fétides. A la suite de cette amélioration relative, la température, qui, de nouveau, était un peu élevée, revient à la normale ; les forces de la malade se relèvent. Elle est mise au régime des farineux et des pâtes alimentaires. Elle prend deux fois par jour un verre à bordeaux de bouillon de microbes paralactiques.

Peu à peu, les selles se régularisent, mais leur odeur est toujours infecte ; au début et à la fin de la garde-robe, la malade rend quelques gouttes d'un liquide purulent qui semble provenir d'une rectite indolore, devenue chronique. La malade est toujours abattue, très affaiblie, sujette à des sueurs fréquentes, à des nausées ; elle se plaint sans cesse de maux de tête, de brisure des membres ; son état présente, en un mot, les caractères très accentués d'une infection intestinale non accompagnée d'entérite muco-membraneuse, mais simplement de rectite légère. Aucune modification sensible ne se produit pendant près de trois mois.

*Traitement par l'Eulactine.* — A ce moment interviennent les injections de *cultures sèches de l'Eulactine.*

Le premier jour, la malade prend une dose journalière (c'est-à-dire un tube) en deux fois (à 10 heures et à 5 heures). Les deuxième, troisième, quatrième et cinquième jours, la dose est doublée, c'est-à-dire deux tubes, l'un à 10 heures, l'autre à 5 heures.

Dès le troisième jour, au soir, est obtenue la première selle désinfectée, celle-ci est de couleur jaune clair, un peu grumeleuse; elle est comme entourée d'un liquide muqueux et clair. Au cinquième jour, toute trace de pus a disparu, *les selles ont perdu non seulement toute fétidité, mais encore toute odeur fécale.*

Du sixième au trentième jour, la malade revient à un tube par jour. Les cultures sont ensuite suspendues. En un mois, son poids passe de 43 à 48 kilogrammes. Six semaines après le début du traitement, elle semble avoir recouvré une santé parfaite, et il en est ainsi jusqu'à ce jour.

Paris, le 24 Décembre 1907.

# AUTO-INTOXICATION AIGUË

## 1. Alimentaire.

M. Louis R.... 32 ans, employé de commerce. Taille, 1m78; poids, 82 kilogrammes.

*Antécédents héréditaires.* — Inconnus.

*Antécédents personnels.* — Fièvre typhoïde à 15 ans. Très bien portant depuis.

En novembre 1906, véritable empoisonnement, causé par de la charcuterie achetée au cours d'une excursion à bicyclette aux environs de Lyon. Une heure après la prise de ces aliments, M. L. R... et un de ses compagnons de route sont pris de très violentes coliques, accompagnées de vomissements chez ce dernier qui n'en est pas autrement incommodé. M. L. R.., forcé de s'aliter dans un village, est en proie à de très violentes douleurs abdominales calmées par le laudanum; transporté à Lyon, il est pris, en arrivant à la maison de santé, de vomissements et de diarrhées répétées, dans la nuit. La dernière contient des paquets de glaires noirâtres, provenant d'hémorrhagie intestinale. La peau est marbrée aux jambes et à la taille de stries bleuâtres; le pouls marque 92 pulsations, il n'y a pas de fièvre, le malade est en hyposthénie très marquée. On lui fait des lavages intestinaux et des piqûres de caféine.

Le lendemain, quatre selles saigneuses; hypotension et hypersensibilité abdominale. La muqueuse de la bouche est atteinte de rubéfaction intense; les gencives sont douloureuses et gonflées.

Le surlendemain, cinq selles de putréfaction; vomissements provoqués par tout aliment liquide.

*Traitement par l'Eulactine.* — Ce jour-là, le malade prend, à 6 heures du soir, environ 60 centimètres cubes d'Eulactine liquide.

Deux selles de putréfaction pendant la nuit.

Le matin, environ 100 centimètres cubes d'Eulactine liquide. Une selle glaireuse et sanguinolente à 2 heures après-midi.

Le soir, environ 150 centimètres cubes d'Eulactine liquide. Une selle, semblable à la précédente, à 3 heures du matin.

Le lendemain, 150 centimètres cubes d'Eulactine. Pas de selle. — Le soir 100 centimètres cubes. Pas de selle la nuit.

Une selle pâteuse à 10 heures, le jour suivant, peu odorante.

Les selles redeviennent normales; le malade, remis sur pied, reprend son travail le neuvième jour après l'empoisonnement; il continue toutefois le traitement de l'Eulactine pendant encore neuf jours. Le malade est revu cinq mois après; l'auto-intoxication aiguë n'avait laissé aucune trace.

## 2. Médicamenteuse.

M^me G. B..., 24 ans, femme de chambre.

*Antécédents familiaux.* — Mère : morte diabétique, à 52 ans. Père : 57 ans, ancien tuberculeux pulmonaire. Une sœur : morte à 25 ans de tuberculose pulmonaire.

*Antécédents personnels.* — Anémie du deuxième degré, avec constipation opiniâtre.

Après divers traitements infructueux contre l'anémie, la malade s'adressa, une fois de plus, à une spécialité de pilules fort vantées à la quatrième page des journaux. N'obtenant pas, dans les délais désignés, l'amélioration promise, la malade prend en un jour la dose d'une semaine. Elle éprouve presque aussitôt plusieurs symptômes d'un empoisonnement par la belladone : vue diffuse, pupilles dilatées, envies de vomir, brûlure de la bouche et du pharynx, agitation violente avec paroles incohérentes, tremblements des mâchoires et des jambes. A cette période succèdent l'abattement général, l'irrégularité des mouvements du cœur, respiration gênée. En troisième lieu, apparaissent les vomissements et les douleurs abdominales sourdes, accompagnées de diarrhée couleur marc de café, très odorante.

Frictions énergiques et lavements à la caféine.

La malade se remet en cinq ou six jours ; les désordres gastriques et intestinaux persistent.

*Traitement par l'Eulactine.* — Poursuivi pendant quinze jours (à la dose de 200 grammes environ par jour), abandonné ensuite, il n'apporte aucun changement appréciable dans l'état de la malade.


## GASTRO-ENTÉRITE DES ENFANTS

### Par troubles de l'allaitement.

M. Jacques M..., 10 mois.

*Antécédents héréditaires.* — Père et mère : bien portants. Un frère âgé de 3 ans : n'a jamais été malade.

*Histoire personnelle.* — A 2 mois, la mère cesse l'allaitement à cause du manque de lait. Une nourrice lui succède. Le lait, insuffisant, nécessite l'addition de lait de vache. A 4 mois, premiers troubles de la digestion, vomissements, ballonnement du ventre, diarrhée. Rémission passagère. A 7 mois, alimentation artificielle unique ; quinze jours, bien ; puis, début de gastro-entérite. En peu de temps la situation s'aggrave. Plusieurs crises de convulsions. Vomissements avec caillots de lait, glaires colorées de bile ; bruit de clapotage dans l'estomac ; éructations fréquentes d'odeur âcre. Le ventre est fortement gonflé ; le petit malade porte ses mains à l'abdomen, s'agite violemment, crie. Dans la diarrhée fétide, on retrouve des grumeaux de lait, mélangés avec de la bile.

Ensuite les phénomènes de gastrite s'amendent ; la diarrhée verte persiste. En douze jours le petit malade perd 1.100 grammes.

*Traitement par l'Eulactine.* — Le onzième jour, la culture d'Eulactine est donnée par petite cuillère toutes les heures, soit environ 90 centimètres cubes par jour. La quantité absorbée est la même pendant les trois semaines que dure le traitement.

Dès le lendemain de la première prise d'Eulactine, l'enfant est plus calme et ne semble plus éprouver de douleurs addominales. Les selles se réduisent à quatre dans la journée : la première, très nauséeuse, est formée de débris blanchâtres et verts délayés dans un liquide brun noir visqueux ; les suivantes perdent peu à peu cet aspect pathologique et font place à une selle jaune clair de faible volume, mais bien moulée, obtenue à 8 heures le lendemain matin.

La diarrhée est, *dès le deuxième jour*, radicalement supprimée, bien que l'alimentation artificielle soit maintenue.

En quatorze jours, le poids du bébé passe de 6 kg. 500 gr. à 7 kg. 200 gr. ; et la courbe du poids suit, dès lors, la même ligne ascendante rapide. C'est ainsi qu'à 10 mois, âge auquel l'enfant fut observé pour la dernière fois, son poids était de 8 kg. 150.

# ENTÉRITE MUCO-MEMBRANEUSE DES ADULTES

## 1. A constipation intermittente.

M<sup>me</sup> P..., 55 ans, rentière.

Très bien portante jusqu'à l'accouchement d'un premier enfant.

Après l'accouchement, constipation forte.

Trois ans après, diarrhées fréquentes alternant avec la constipation pendant deux ans.

Reprise de la constipation seule pendant un an. Pendant cette période, les selles sont souvent accompagnées de peaux.

Reprise des diarrhées intermittentes pendant un an, et se produisant surtout dans la semaine précédant les menstruations.

Pendant toute la durée de la crise d'entérite, la malade éprouve des brûlures et des spasmes de l'anus. Elle rend, avec les évacuations, des mucosités.

Divers traitements échouent.

*Traitement par l'Eulactine.* — Il débute, la crise ayant pris fin, alors que la malade est de nouveau atteinte de très forte constipation, ne cédant qu'à l'entéroclyse. Celle-ci ramène chaque fois des amas de peaux à la suite des matières.

La première exonération normale a lieu le septième jour du traitement, et se produit ensuite tous les deux jours très régulièrement pendant dix jours. Les peaux n'ont pas apparu. Le traitement est cessé.

Deux mois après, nouvelle crise arrêtée dès le troisième jour par l'Eulactine à la dose de 250 centimètres cubes par jour.

Dose maintenue pendant quatre jours; portée ensuite à 125 centimètres cubes pendant les quinze jours que dure encore la cure.

Depuis cette crise, il y a onze mois, la malade n'a eu aucune rechute; les selles sont presque journalières, quoique parfois difficiles.

### 2. A constipation continue.

M. Raoul P..., boursier, 38 ans.

*Antécédents héréditaires.* — Père : mort d'asystolie, après divers accidents syphilitiques.

Mère : 61 ans; neuro-arthritique. — Atonie gastro-intestinale; constipation forte. — Opérée de fibrome utérin. — Entérite muco-membraneuse à crises diarrhéiques.

Un frère : sujet à des attaques répétées de rhumatisme.

Une sœur : mariée; très bien portante.

*Antécédents personnels.* — Internat au lycée, où l'alimentation défectueuse provoque, dès l'âge de 13 ans, de la dilatation d'estomac et de véritables crises de gastrite aiguë, dont une avec vomissements de sang.

A 15 ans, souffre encore de l'estomac pendant trois mois d'été, à la suite desquels les digestions sont bonnes pendant huit mois. A ce moment se déclare un ictère catarrhal avec oblitération des voies biliaires durant treize jours.

Après cet ictère, les phénomènes dyspeptiques disparaissent pour faire place aux premiers troubles intestinaux. Ils se traduisent, au début, par de l'irrégularité dans les évacuations alvines. Constipation légère et quelques selles molles. Puis, de rares diarrhées. Enfin, trois crises violentes d'entérite muco-membraneuse aiguë avec diarrhée profuse; température, vomissements, douleurs très violentes, siégeant principalement au point de Mac Burney.

A cet état succède la constipation.

Une deuxième jaunisse survient.

La constipation persiste; des douleurs abdominales sourdes sont ressenties de temps en temps par le malade qui remarque parfois, autour de ses selles et entre les fragments desséchés qui les composent, de petites glaires et quelques membranes.

La première crise sèche se déclare un an après la deuxième jaunisse. Elle est apyrétique. Très douloureuse. Le malade est très affecté. L'infection intestinale paraît intense. Les urines sont rares, odorantes, rouges. Elles accusent une phosphaturie très élevée; l'urée totale des vingt-quatre heures s'élève à 35 grammes. Elles donnent une réaction de l'indoxyle très marquée. Le malade, moins constipé, rend des matières presque entièrement enrobées dans des débris de muqueuse de l'intestin.

Cette crise dure vingt-deux jours.

Après elle, troubles cardiaques; crise frustre d'asthme. Constipation.

Ensuite, deuxième crise sèche d'entérite muco-membraneuse, soignée par l'Eulactine.

*Traitement par l'Eulactine.* — Le malade accuse de très violentes douleurs; le ventre est peu gonflé, mais il est maintenu en contracture constante, la sensibilité, très aiguë, est générale; le malade, très surexcité, a des vomissements, des crampes dans les mollets, des maux de tête violents; la température ne dépasse pas 37°8. Il se plaint, en outre, de douleurs hémorroïdales qu'il n'avait jamais éprouvées. La langue est recouverte d'un épais dépôt gris vert. Les amygdales et la gorge sont congestionnées; le cuir chevelu est, tout entier, d'une sensibilité extrême au toucher. A la suite d'une selle, peu odorante, le malade a rendu, par l'intestin, une quantité considérable de peaux, quantité évaluée à plus d'un demi-litre.

Dès le troisième jour de cette crise, on donne 500 grammes d'Eulactine (en deux fois, au réveil et à 8 heures du soir).

Le lendemain matin, selle molle, d'odeur putride, suivie de peaux. Coliques douloureuses.

Même dose d'Eulactine.

Le cinquième jour, selle difficile : odeur forte et peaux.

Même dose d'Eulactine.

Le sixième jour, trois diarrhées peu odorantes. Pas de peaux. Douleurs.

Dose de 250 centimètres cubes.

Le septième jour, une selle normale; pas de peaux. Sensibilité du ventre à la palpation. Peu de douleurs. Relèvement de l'état général. Pas d'indoxyle dans les urines.

Même dose.

Le huitième jour, même dose; le malade se lève; peu de sensibilité. Pas de selle.

Les neuvième, dixième, onzième, même dose; selle normale journalière.

Douzième et treizième jours, besoins fréquents d'uriner. Céphalalgie. Même dose. Une selle unique et molle.

Du quatorzième au dix-huitième jour, où cesse le traitement : selles normales; même dose. Aucun malaise. Reprise de l'alimentation normale, alors que le malade avait été nourri uniquement de féculents depuis le début de la crise.

Selles normales et journalières pendant cinquante jours.

Retour de la constipation. — Eulactine pendant quinze jours à 250 centimètres cubes par jour. — Selles de nouveau régulières pendant deux mois.

Retour de la constipation. — Quinze jours d'Eulactine. — Selles régulières jusqu'au moment où cesse l'observation, soit vingt-cinq jours après la troisième cure d'Eulactine.

<h3 style="text-align:center">3. A crises diarrhéiques<br>par infection des organes génitaux.</h3>

M<sup>me</sup> J. B..., 24 ans, employée de commerce.

*Antécédents familiaux.* — Mère : nerveuse.
Père : mort à 36 ans de « nœud de l'intestin ».
Un frère : 32 ans; neurasthénique, dyspeptique.
Une sœur : 29 ans; bien portante.

*Antécédents personnels.* — Angines nombreuses étant enfant, et jusqu'à 16 ans.
Bien jusqu'en 1902.
En juin 1904, infection puerpérale. — Péritonite. — Deux mois de lit.
Entérite diarrhéique consécutive. Guérie par des laxatifs répétés.
En décembre, abcès ovarique gauche. Entérite diarrhéique.
Ablation de l'ovaire.
Bien pendant six mois.
Douleurs ovariques droites et, aussitôt après, coliques, douleurs d'intestin, glaires, peaux : le tout suivi bientôt de douleurs très violentes de l'estomac, trois à quatre heures après le repas ; crises nocturnes. — Céphalalgie.
La dyspepsie s'amende, l'entérite subsiste.

*Traitement par l'Eulactine.* — Le traitement, suivi pendant deux mois, à la dose de 100 à 150 grammes par jour, donne des résultats très irréguliers, jamais persistants.

### 4. A crises diarrhéiques avec lithiase intestinale.

M<sup>mo</sup> C..., 54 ans, rentière.

*Histoire de la maladie.* — Tendance à la constipation et une crise d'entérite à 14 ans.

A 20 ans. Chute de cheval, suivie de chute de l'utérus. Après cet accident, les règles deviennent de plus en plus abondantes. Congestion du col. Cautérisations.

Abcès rectal pour lequel on n'intervient pas. Vingt-quatre jours de stase stercorale, à la suite desquels se déclare une péritonite. Le vingt-huitième jour, l'abcès perce de lui-même dans le rectum. Fistule consécutive, pas encore fermée trois ans après. La fistule est opérée. Guérison, mais selles toujours très pénibles. L'utérus est en rétroflexion très marquée. Depuis cette dernière opération, la malade a fréquemment des crises de diarrhées avec peaux, glaires, pendant la semaine qui précède les règles. On constate également la présence de sable dans les garde-robes, en dehors même de toute irritation de l'intestin. En quelques années, les sables deviennent très abondants, et semblent, dès lors, provoquer les crises d'entérite.

Tous les traitements échouent. Le régime végétarien, commencé en 1904, améliore très sensiblement l'état intestinal de la malade. Les crises, qui se répètent environ tous les deux mois, débutent toujours par l'expulsion de sables gris-jaune dont les plus gros grains atteignent environ un demi-millimètre de diamètre.

En 1905, crise hépatique avec très fortes douleurs rénales. Congestion marquée du rein droit. Lithiase intestinale persistante ; pas d'entérite.

1906. Reprise des diarrhées et sable dans les selles.

*Traitement par l'Eulactine.* — (A 250 centimètres cubes par jour, pendant quinze jours, à deux reprises.) Aucune amélioration durable.


### 5. A crises diarrhéiques avec fièvre des foins.

M<sup>mo</sup> M. M..., 35 ans.

L'état de la malade est très satisfaisant jusqu'à l'âge de 17 ans, soit jusqu'à la première atteinte d'asthme des foins.

Durée de la première crise : trois semaines. Aucun trouble intestinal.

Depuis, chaque année, la malade est reprise en juin et juillet de nouvelles crises qui, toutes, sont accompagnées presque constamment d'entérite diarrhéique, sans douleur ni fièvre, mais avec glaires plus ou moins denses.

En 1906, la crise débute de même, asthme et entérite.

*Traitement par l'Eulactine.* — L'Eulactine est prise, dès le premier jour, à 250 centimètres cubes, en deux fois. La diarrhée est enrayée en cinq jours, et ne reparaît plus. La fièvre des foins dure vingt-cinq jours environ au lieu de six à huit semaines comme les années précédentes.

En 1907, le 15 juin, début de la crise avec diarrhée. Traitement par l'Eulactine en cultures sèches, à la dose d'un tube par jour. Diarrhée coupée en trois jours; durée de la crise d'asthme : trente-cinq jours.


# DYSENTERIE

### 1. De Cochinchine, dite Amibienne.

M. S..., capitaine d'infanterie coloniale, 35 ans.

Étant au Tonkin, crise d'hépatite tonkinoise, le huitième mois de séjour. Guérison. Ensuite, le capitaine S... est envoyé à Saïgon. Douze jours après son arrivée dans cette ville, il est atteint de la dysenterie, avec bientôt cinquante selles en moyenne par jour. Amaigrissement très rapide. Traitement au nitrate d'argent. Amélioré deux mois après, il est rapatrié en France (Gard), où il se rétablit. Bien portant pendant deux ans.

1902. Madagascar. Impaludisme, fièvres violentes. Crises gastriques très graves. Hypersthénique. Surproduction d'acide chlorhydrique. Anémie coloniale prononcée. Rapatriement.

1905. Indo-Chine. Le douzième mois de séjour, deuxième attaque de dysenterie. Retour en France en 1906. Arrivée à Marseille, en période subaiguë.

*Traitement par l'Eulactine.* — Huit jours après l'arrivée débute le traitement. Le malade cesse le troisième jour, à cause de l'exaspération des phénomènes gastriques, attribuée à l'acidité, pourtant faible, des cultures microbiennes.

Cinq jours après, le malade prend de nouveau de l'Eulactine, à raison de deux doses de 100 grammes par jour. Chaque prise est suivie de l'ingestion de 1 gramme de bicarbonate de soude.

Le nombre des selles diminue de jour en jour. Il passe de vingt à trois, puis à deux au bout d'un mois.

Le malade se rétablit rapidement. Deux mois après, il cesse le traitement.

En février 1907, rechute. Quinze selles environ par jour, avec sang, glaires. Perte de 7 kilogrammes en treize jours. L'Eulactine, donnée dès le début à la dose journalière de 200 centimètres cubes, n'apporte que de très faibles changements. Le malade est alors traité par l'Ipéca « à la brésilienne ». Mieux rapide. Cependant, la crise passée, de courtes périodes de diarrhées alternent avec des périodes plus longues de constipation. L'Eulactine est reprise et, en huit jours, les selles deviennent normales et régulières. Ce bon fonctionnement intestinal persiste pendant trois mois, après les dernières prises d'Eulactine.

## 2. D'Afrique, dite Bacillaire.

M. Joseph N..., courtier, 59 ans.

*Antécédents héréditaires.* — Mère : morte de fièvre jaune.

*Antécédents personnels.* — A 14 ans, fièvre jaune (au Brésil).
A 32 ans, syphilis.
A 34 ans, début de la constipation.
A 40 ans, rentrée en Europe. — Constipation et diarrhées alternées.
De 42 à 50 ans, très bien portant. Selles bonnes.
A 50 ans, habite la Tunisie. — Première crise de dysenterie bacillaire, vingt à vingt-cinq selles par jour. Crise très grave ayant mis la vie du malade en danger.
De 51 à 57 ans, crises bacillaires nombreuses ; coliques néphrétiques ; hypertrophie de la prostate. Douleurs hépatiques. Troubles cardiaques. Troubles visuels consécutifs.
En 1906, crise de dysenterie bacillaire violente.

*Traitement par l'Eulactine en cultures sèches.* — Dès le début de la crise (le quatrième jour), le malade est traité avec de fortes doses d'Eulactine (deux tubes par jour).

*La dysenterie est brusquement interrompue en cinq jours.*

Le malade prend ensuite un tube par jour. Aucun retour de la diarrhée.

Les selles normales réapparaissent; le traitement est suspendu, elles persistent. Le malade habite, depuis, la France et se porte bien. Seule l'hypertrophie prostatique persiste.

## FAUSSE APPENDICITE

Mme R..., 48 ans. Poids 93 kilogrammes; taille 1m65.

*Enfance.* — Plusieurs diarrhées dans la première enfance.
A 13 ans, jaunisse, diarrhée.
Diarrhées très fréquentes, jusqu'à l'âge de 30 ans.
Première crise « dite d'appendicite », à l'âge de 30 ans, caractérisée par de la fièvre; abdomen très sensible, très douloureux, surtout à droite, au point de rendre tout mouvement impossible. Pas de vomissement ni constipation.

Chacune des années qui suivent voit les mêmes crises se renouveler trois ou quatre fois, et chaque fois on applique le traitement de l'appendicite.

Pendant la dernière crise, particulièrement accentuée, le médecin habituel m'appelle auprès de la malade. Le siège généralisé de la douleur, l'insensibilité aux applications chaudes, le manque de vomissements et la présence de la diarrhée, font penser, dès le premier examen, à une crise de typhlite. La marche de l'affection vient ensuite confirmer pleinement ce diagnostic.

Le traitement fut aussitôt conduit comme celui d'une entérite aiguë : applications chaudes, boissons abondantes, nourriture exclusivement composée de féculents en purée assez épaisse. La désinfection intestinale fut assurée par des ingestions de cultures vivantes de microbes lactiques (Eulactine), cultures fraîches données par petits verres à bordeaux trois fois par jour, et de cinq prises, en un jour, de cachets de lactose à 2 grammes chaque.

Par ces moyens, la crise disparaît en six ou sept jours. La malade se lève. Les selles prennent une consistance plus ferme.

Un mois après, la malade abandonnait tout régime et tout traitement. A noter la régularité des évacuations intestinales durant une année pendant laquelle la malade a été observée.

Plus tard, en juin 1907, nouvelle crise de typhlite guérie par les mêmes procédés que la précédente, les cultures liquides de microbes sont toutefois remplacées par des cultures sèches qui paraissent agir moins promptement, mais avec un succès aussi heureux. En décembre 1907, aucun retour offensif de cette fausse appendicite ne s'était fait sentir.

## GRIPPE INTESTINALE

M^lle Joséphine L..., 17 ans.

*Antécédents héréditaires.* — Mère : constipée. Sept enfants. Père : rhumatisant.

Frères et sœurs : bien portants.

*Antécédents personnels.* — Constipée dès la plus tendre enfance.

Fin 1904, grippe infectieuse très forte, intéressant les poumons et l'intestin. Dyspnée très marquée, fièvre intense, diarrhée incoercible avec glaires sanguinolentes. Quatre mois de lit. Infection générale persistante jusqu'en juillet 1905.

En novembre 1905, nouvelle attaque d'influenza, localisée au pharynx et à l'intestin. Incubation de six jours. Puis, violentes douleurs abdominales, diarrhée et retour des glaires avec sang. Température élevée et caractéristique par la suite. Intoxication générale très marquée. Hyposthénie ; délire.

*Traitement par l'Eulactine.* — Le cinquième jour de l'attaque de grippe, on fait prendre à la malade 100 centimètres cubes par jour d'Eulactine. Le sixième jour, 150 centimètres cubes. Le septième, 200. Le huitième et les suivants, 250. Amélioration rapide de l'état intestinal. La diarrhée cesse totalement le sixième jour du traitement. La constipation lui succède. La fièvre tombe.

Le septième jour, une *urticaire* se déclare, intéressant les bras, le tronc, la face interne des cuisses. Elle persiste pendant cinq jours, bien que la santé de la malade soit grandement améliorée. La malade, par la suite, a de nombreuses rechutes de courte durée, sans entérite, mais avec fièvre, et congestion du pharynx. Malgré le traitement par l'Eulactine et malgré un régime alimentaire strictement suivi, les garde-robes ne peuvent se régulariser ; la constipation persiste jusqu'en mai 1907, époque à laquelle l'observation de la malade prend fin.

# INFECTION HÉPATIQUE CHRONIQUE

M^me L. J..., âgée de 24 ans.

*Antécédents héréditaires.* — Mère : 50 ans. — Premier enfant (une fille), à l'âge de 21 ans; deuxième enfant (une fille), à 25 ans. Diverses manifestations hépatiques, congestion du foie et débâcle de bile, datant de la première grossesse.

La sœur aînée : 27 ans, bien portante.

*Antécédents personnels.* — Nourrie au sein par la mère. Rougeole, varicelle bénigne.

Obésité persistante, dès l'âge de 8 ans.

A l'âge de 16 ans, fait un fort abus du thé pour maigrir. A la suite de l'amaigrissement très sensible obtenu, la malade est atteinte d'inflammation hépatique répétée, caractérisée par de l'ictère. On diagnostique, en outre, une inflammation de la vésicule.

En 1901, la malade, depuis le mois d'avril, est mise au régime lacté absolu. Amélioration.

Mariage en septembre 1901. S'alite le 17 novembre. Pendant un mois, douleurs très violentes de la région du foie et du bas de l'estomac. Diagnostics divers : oblitération des voies biliaires par calcul, gastrite aiguë, etc. Présomption forte d'inflammation vésiculaire avec oblitération du cholédoque. L'opération confirme cette opinion.

L'ictère disparaît, la bile s'éclaircit.

Fausse couche de quatre mois en 1906. Rétention placentaire. Infection intra-utérine des plus graves. Nouvelle infection hépatique avec congestion de l'organe; ictère. Anémie progressive consécutive enrayée par une cure de régime et d'altitude moyenne jointe au :

*Traitement par l'Eulactine.* — (250 centimètres cubes pris le matin à jeun; lactose, 10 grammes par jour.) Le huitième jour du traitement l'ictère s'atténue, les selles sont bien teintées. Rétablissement progressif et total en moins de deux mois.

Le traitement, suspendu à cette époque, n'a jamais été repris, et depuis aucun trouble hépatique, intestinal ou gastrique n'est survenu.

Paris, le 25 Novembre 1907

# CONCLUSIONS THÉRAPEUTIQUES

Ces observations cliniques, et de nombreuses autres qui n'ont pu trouver place dans cette publication restreinte, nous ramènent aux conclusions thérapeutiques exposées dans un des précédents chapitres : « *Les Malades à traiter.* »

Elles se résument ainsi :

Le traitement par les cultures de bacille lactique est

**Spécifique dans**

> l'infection intestinale aiguë et chronique,
> l'entérite muco-membraneuse à constipation inter-
> mittente,
> la typhlite,
> la gastro-entérite des enfants et nourrissons,
> la diarrhée d'Europe,
> l'auto-intoxication aiguë d'origine alimentaire.

**Efficace dans**

> la constipation atonique,
> l'entérite à constipation continue,
> la dysenterie bacillaire,
> l'entérite amibienne,
> l'appendicite chronique accompagnant l'entéro-
> colite,
> la grippe intestinale,
> l'infection hépatique chronique,
> certaines affections cutanées d'origine intestinale.

**Préventif dans**

> la convalescence des typhiques,
> la préparation aux opérations abdominales,
> la prophylaxie des affections intestinales quand
> elles sont à l'état endémique dans la région.

**Douteux dans**

> la constipation spasmodique,
> l'entérite avec lithiase intestinale,
> l'appendicite vraie.

**Sans valeur contre**

> l'entérite tuberculeuse,
> les dyspepsies et autres maladies du tube digestif.

# TABLE DES MATIÈRES




Paris. — Imp. F. JOURDAN, 36-38, rue de la Goutte-d'Or.